CÓMO PREPARARSE PARA PRACTICAR UN DEPORTE

Autor: Adolfo Pérez Agustí (2019)

Edita: Ediciones Masters
www.edicionesmasters.com
edicionesmasters@gmail.com

Es muy frecuente que cuando una persona decide ponerse a realizar un ejercicio físico o a practicar un deporte lo haga con más voluntad que conocimientos, no solamente en lo relativo al propio deporte que comienza, sino también en cuanto a lo que es correcto y no lo es desde el punto de vista de su salud.

El primer concepto que está totalmente equivocado es confundir precisamente deporte con ejercicio físico, ya que mientras que el primero indica una actividad física en la cual ganar o al menos participar es la base principal, en la segunda cuestión solamente estamos tratando de mover adecuadamente nuestro cuerpo.

Por eso, yo recomendaría a aquellas personas preocupadas por su salud o su estética que no practicaran un deporte en primer lugar y que se dedicaran solamente a mejorar su condición física mediante los ejercicios que elija, olvidándose de competir incluso consigo mismos, ya que la base de la preparación física es la mejora de la salud y nunca el ganar algo o a alguien.

Una vez que la persona ha alcanzado un grado optimo de bienestar y fortaleza física, es el momento de elegir un deporte competitivo (todos lo son en esencia), profesional o de aficionados, o seguir dedicándose exclusivamente a mejorar su condición física poco a poco. En este aspecto es importante tener siempre bien presente tres cuestiones:

3

1. *La mejora física hay que lograrla lentamente.*
2. *El deporte no siempre supone un bien para nuestra salud.*
3. *Agotarse es casi siempre perjudicial.*

En el primer aspecto hay que señalar que el cuerpo necesita adaptarse a las nuevas exigencias corporales y para lograrlo hay que darle tiempo, del mismo modo que se necesita tiempo para aprender un idioma, un nuevo trabajo o, simplemente, para crecer.

Pretender mejorar nuestra condición física en unas semanas es imposible y si cometemos el error de tratar de lograrlo a partir de ejercicios intensos solamente conseguiremos entrar en un declive peligroso, aunque aparentemente nos sintamos más fuertes.

La siguiente cuestión puede parecer un contrasentido para una persona a la cual su médico le ha recomendado que realice deporte para mejorar su salud. Una vez más, confundir deporte con ejercicio físico suele llevar a más de uno a envejecer prematuramente o a enfermar.

El deporte implica tratar de ganar y para lograrlo hay que exprimir y espolear al organismo incluso más de lo prudente, llegando a un punto en que para la persona que lo practica es más importante la victoria que el ejercicio en sí.

Nada tengo en contra del deporte, siempre y cuando se elija por profesión o conscientemente de lo que se hace, pero no hay que confundir a la gente haciéndola creer que mediante la práctica de un deporte ganará salud, porque en muchas ocasiones no es cierto.

Y la tercera cuestión también puede resultar chocante, incluso para los profesionales. Para la mayoría de las personas deporte y ejercicio físico implica cansancio y en ocasiones agotamiento, ya que se piensa que detrás de ello viene el progreso. Afirman que solamente se puede progresar si nos exigimos cada vez un poco más y conforme a esta idea no conciben acabar una clase de gimnasia sin sentirse agotados.

Como veremos a lo largo de este libro, el agotamiento ni es imprescindible para progresar, ni mucho menos beneficioso. El ejercicio físico debe ser siempre placentero. Dejemos el torturar al cuerpo para quienes gustan de ello y no sigamos su ejemplo, del mismo modo que hay millones de personas que no encuentran placer en fumar, drogarse o beber alcohol.

CAPÍTULO 1

ANATOMÍA Y FISIOLOGÍA

Cualquier persona interesada en mejorar su condición física deberá poseer imprescindiblemente una serie de conocimientos sobre su propio cuerpo, sin los cuales el progreso será muy lento y en la mayoría de los casos perjudicial. Por este motivo aportamos datos sobre el cuerpo humano, con la finalidad de que ningún deportista realice movimientos perjudiciales o ineficaces.

De igual manera, el uso y el abuso por parte de algunos instructores de mandar realizar ciertos ejercicios erróneos conlleva, en un plazo más o menos largo, a provocar lesiones articulares, ya sea por destrucción del cartílago, como por abrasión del mismo hueso. También se ven con demasiada frecuencia roturas de la membrana sinovial y fracturas por fatiga.

Cualquier postura o movimiento que produzca dolor o molestias a nivel articular, deberá ser abandonada e investigar donde está el fallo, ya que las lesiones en el sistema articular casi siempre son progresivas e irreversibles una vez instauradas.

Hay que prestar atención especial en los siguientes casos:

- Dolores en la planta del pie en los niños.
- Dolores en las vértebras cervicales y lumbares de los adultos.
- Crujidos en las rodillas al flexionarlas.
- Pérdidas frecuentes de equilibrio al patear o girar.
- Imposibilidad de apoyar totalmente la pierna extendida en el suelo.
- Dolores en zona articular al realizar estiramientos.
- Muñecas doloridas.

Si un deportista acusa alguno de estos síntomas, es motivo más que suficiente para suspender el entrenamiento y acudir a un especialista.

Todo dolor que interrumpe de manera súbita un esfuerzo, sugiere la existencia de lesiones importantes. Por el contrario, un dolor que aparece después del esfuerzo a continuación de la ducha, por la noche o al día siguiente, indica desde el primer momento que se trata de una lesión de importancia menor.

Zonas más delicadas del aparato locomotor

Vértebras cervicales

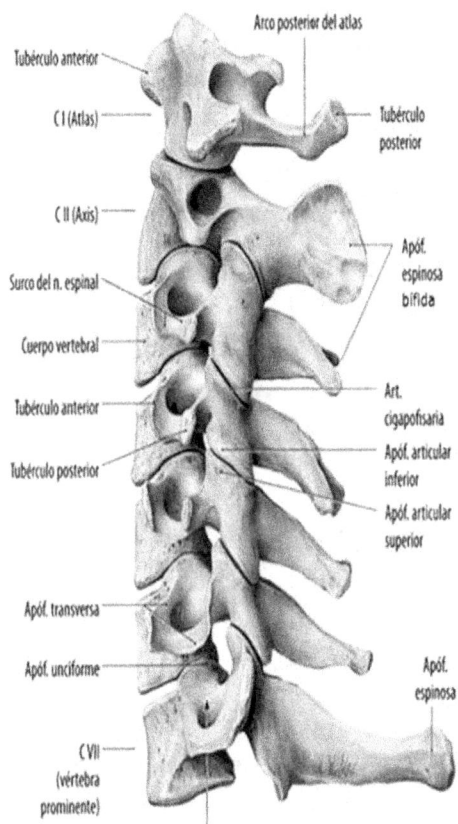

Arco posterior del atlas

Tubérculo anterior

C I (Atlas)

Tubérculo posterior

C II (Axis)

Apóf. espinosa bífida

Surco del n. espinal

Cuerpo vertebral

Tubérculo anterior

Art. cigapofisaria

Apóf. articular inferior

Tubérculo posterior

Apóf. articular superior

Apóf. transversa

Apóf. unciforme

Apóf. espinosa

C VII
(vértebra prominente)

Muy delicadas en mayores de 25 años.

Nunca se deben hacer rotaciones bruscas ni siquiera en caliente. Tampoco hay que empujar sobre ellas al hacer flexiones de columna a un compañero.

Costillas falsas

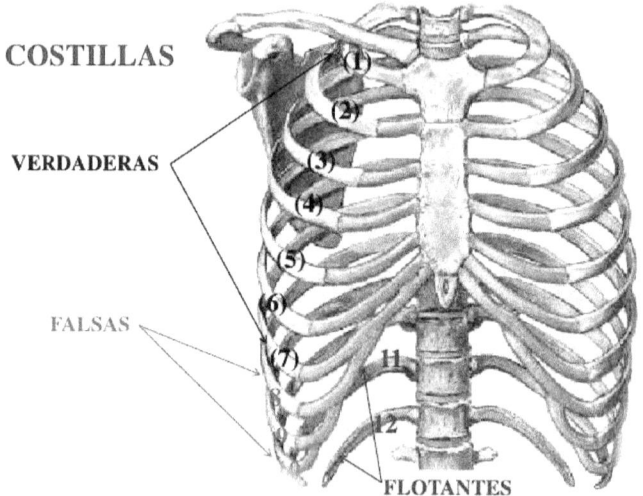

Zona peligrosísima de presionar o golpear, no solamente por su fragilidad al no estar soldadas al esternón, sino por la protección que ofrecen al hígado y al bazo.

Costillas flotantes

Se rompen con suma facilidad y si ello ocurre pueden dar lugar a desgarros interiores en vísceras y músculos a causa de la facilidad que tienen estas costillas en astillarse.

Muñeca

Esta articulación es sumamente frágil y la única manera de fortalecerla es a partir de ejercicios isométricos o con aparatos de presión, con el fin de actuar sobre los ligamentos que la sostienen.

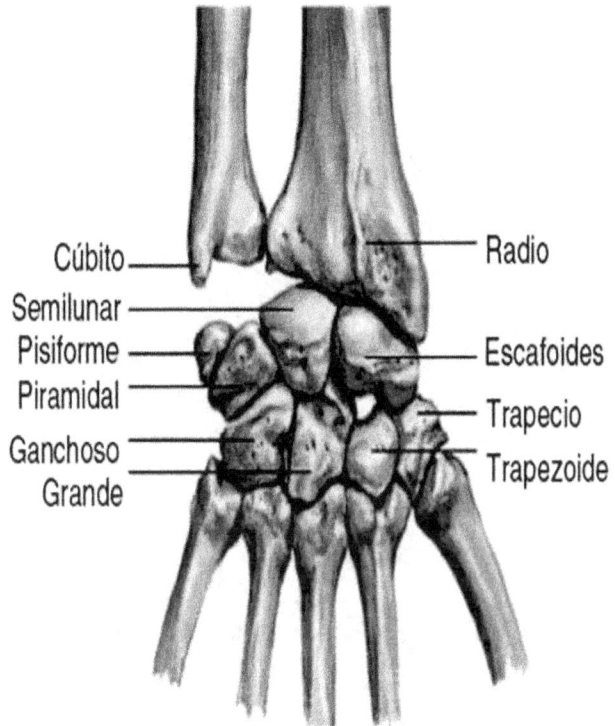

Cúbito

Semilunar

Pisiforme

Piramidal

Ganchoso

Grande

Radio

Escafoides

Trapecio

Trapezoide

Los movimientos de flexibilidad forzada, así como los fondos realizados sobre las muñecas invertidas, son altamente perjudiciales.

Codo

Se suele lesionar frecuentemente al realizar bloqueos con el brazo totalmente estirado, provocando que sea la articulación, y no los músculos, la que aguante casi todo el impacto.

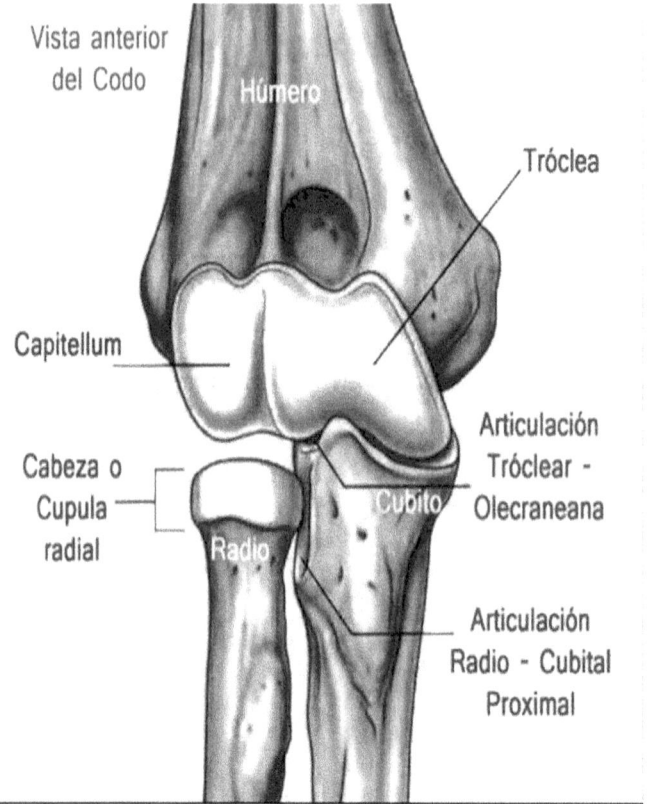

Vista anterior
del Codo

Húmero

Tróclea

Capitellum

Articulación
Tróclear -
Olecraneana

Cabeza o
Cupula
radial

Cubito

Radio

Articulación
Radio - Cubital
Proximal

También, la extensión completa del brazo en golpes directos de puño o cuando jugamos al tenis provoca con frecuencia calcificaciones y lesiones en los tendones.

Afortunadamente, es una articulación que cura con facilidad.

Rótula

Esta articulación y la del tobillo son las más castigadas en determinados ejercicios de gimnasia y elasticidad realizados erróneamente.

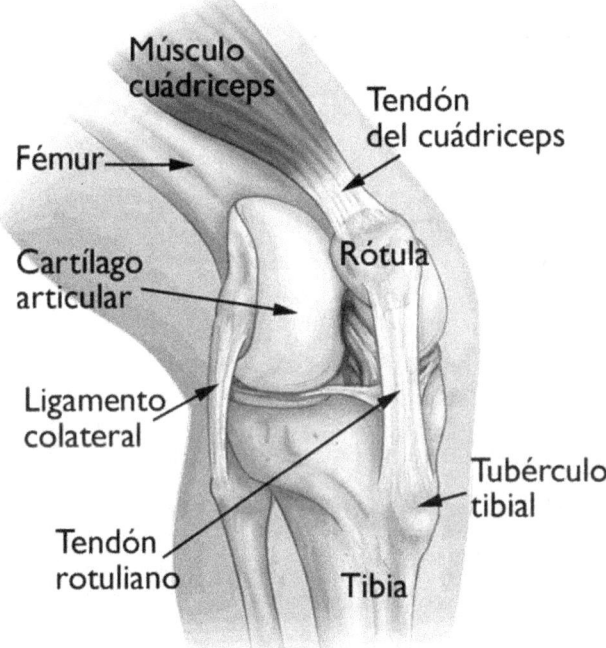

La ejecución de flexiones profundas de rodilla puede dar lugar a lesiones en la coyuntura de la articulación, debido al movimiento rotatorio que realiza la parte inferior de la pierna.

Si tenemos en cuenta que la articulación de la rodilla es en forma de bisagra y que, por tanto, no puede moverse lateralmente, nos daremos perfectamente cuenta qué ejercicios de elasticidad son adecuados o no. En los estiramientos forzados, nunca debemos actuar sobre el tobillo, ya que el efecto de palanca que soporta la rótula es enorme y provoca aplastamiento del menisco.

Asimismo, las flexiones de rodilla en ángulo agudo y el posterior levantamiento hacen que la rótula soporte presiones de hasta 240 Kg.

Tobillo

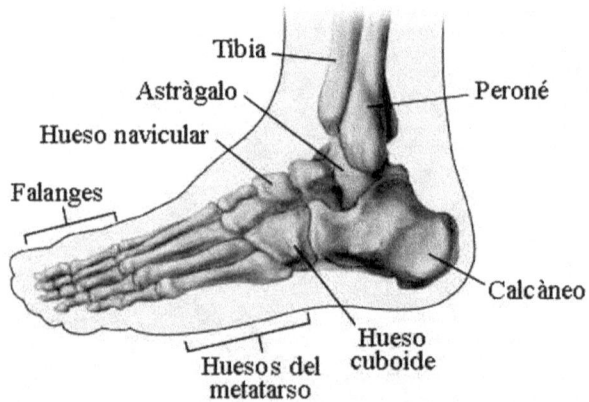

©SEIF & ASSOCIATES, INC., 2004

También es una articulación sometida innecesariamente a grandes esfuerzos.

El deportista debe acostumbrarse a no golpear con el talón e impulsar el movimiento con los dedos de los pies.

Lo mismo que ocurre con la muñeca, el problema mayor está en la poca capacidad que tienen los tejidos de sostén para aguantar desplazamientos laterales.

SISTEMA MUSCULAR

El sistema muscular, apoyado en el esqueleto, contribuye al movimiento y funcionamiento del cuerpo. El sistema óseo es una compleja y perfecta red de articulaciones, permite el movimiento corporal y se convierte en el vehículo ejecutor.

Al no poder moverse por sí mismo, necesita una fuente de energía, la cual es transmitida a través de un tejido muscular con propiedades elásticas, contráctiles y estirables. Esta contracción muscular no mueve solamente los huesos, sino que también sirve para movilizar el flujo sanguíneo, impulsar la orina a través del tracto urinario, permitir el intercambio de aire entre los pulmones y el exterior, etc., etc.

A nivel básico, existen tres tipos de tejidos, a saber: Estriado (llamado también de contracción voluntaria), liso (conocido como involuntario) y cardiaco (estriado pero también involuntario). Estas clasificaciones no son así de simples, pero para la preparación física pueden ser suficientes. Por poner un ejemplo, el corazón es rico en tejido estriado y se piensa que no está bajo nuestro control, ya que funciona de modo automático durante toda nuestra vida, incluso cuando dormimos o estamos anestesiados.

Pero al igual que corrige de manera autónoma cualquier deficiencia, personas expertas pueden modificar su ritmo a voluntad, incluso detenerlo parcialmente, lo mismo que podemos provocar una enfermedad actuando desde fuera mediante un shock emocional.

Composición

El músculo del esqueleto está compuesto de fibras musculares, conocidas como unidad anatómica, la cual está atravesada por bandas oscuras y claras llamadas estrías.

Según sea la densidad proteica de estas estrías, así será el color final que tomen, siendo las de color más oscuro las más ricas en proteínas.

Un solo músculo puede contener millones de fibras individuales, las cuales están rodeadas por una vaina de tejido conectivo que forma los fascículos musculares. Varios fascículos forman un músculo y, al final, serán las llamadas miofibrillas las encargadas de generar la fuerza.

Tipos de fibras musculares

Se distinguen principalmente tres:

1. Fibras blancas, de reacción rápida fácilmente excitables, rápida capacidad de concentración y diferente composición química.

2. Comparativamente con las otras, tienen mayor contenido de fosfocreatina, ácido adenosintrifosfato y una mayor actividad glucolítica. Están especializadas para una producción anaeróbica alta y breve energía, con abundante formación de ácido láctico.

3. Fibras rojas, de reacción lenta con un contenido cinco veces mayor de mioglobina, en el cual se almacena el oxígeno. Estas fibrillas se caracterizan por su alta actividad oxidante, por poseer un mayor contenido de mitocondrinas y por realizar una mayor actividad enzimática. Están destinadas a los trabajos prolongados.

4. Un tipo indeterminado, cuyas cualidades la asemejan a las otras dos, de acuerdo a su composición química.

Estos diferentes tipos de fibras lo son también en su metabolismo, y así, las rojas tienen mayor capacidad aeróbica y oxidante, y las blancas capacidad anaeróbica o glucolítica. Las mitocondrinas están más multiplicadas y son más grandes en las rojas que en las claras.

Los músculos con mayor cantidad de fibras claras son aptos para ejercicios breves de gran velocidad y por esto cada atleta deberá buscar el deporte que mejor se adapte a su constitución.

Recientes estudios, no obstante, han demostrado que por medio del entrenamiento y las alteraciones nerviosas pueden modificarse, en parte, las funciones primarias de cada músculo.

Características de los músculos

Los tres tipos de tejido muscular anteriormente citados, estriado, liso y cardíaco, difieren también en otros aspectos, entre los que están el control nervioso y localización, presentando cada uno diferente capacidad de irritabilidad, extensibilidad y contractilidad.

La irritabilidad es la capacidad para reaccionar a un estímulo, la conductibilidad es la capacidad para transmitir un impulso y la contractilidad es la capacidad para acortarse o contraerse al recibir un estímulo.

MOVIMIENTOS MUSCULARES

Los músculos, para que puedan cumplir su misión, deben poseer en sus extremos puntos de inserción, bien sea para sujetarlos al esqueleto o a otras partes blandas. Solamente la parte muscular del vientre está libre de inserciones. La forma de fijarse al resto de los músculos es muy variada y va desde su unión a la piel interior, como es el caso de los músculos cutáneos, hasta la inserción con las mucosas de la lengua, pasando por las membranas sinoviales o segmentos esqueléticos.

Una forma intermedia de unión al hueso se hace por medio del tendón, una formación fibrosa blanquecina y muy resistente, que presenta la propiedad de ser muy insensible al dolor, lo que motiva los continuos desgarros y distensiones a que se ven sometidos al no existir esa maravillosa señal de alarma que es el dolor.

La unión de los músculos por medio de tendones puede realizarse igualmente en partes próximas o lejanas, alta o baja? y puede servir de lazo entre uno o más músculos. El bíceps sería, por tanto, la unión de dos músculos a un solo tendón y el cuádriceps de cuatro. En la medida en que aumenta el número de músculos unidos, aumenta también la fuerza del tendón, pero igualmente lo hace la facilidad para el desgarro. Unas formas de unión muy sólidas son las de los dedos, los cuales tienen un tendón cada uno y esto les proporciona una dureza extraordinaria, quizá la más poderosa de todo el cuerpo.

El movimiento

Para lograr que una articulación se mueva se hace necesario que el músculo responsable de su movimiento tenga un punto fijo y otro móvil, y así cuando efectúa la contracción una zona articular gira o pivota, mientras la otra se aproxima o se aleja según sea un movimiento de empuje o tracción. Existen articulaciones que pueden cumplir la doble misión de aproximarse o alejarse, como es el caso de las situadas en el músculo dorsal mayor.

Las palancas del cuerpo humano no siempre están situadas de igual manera, ya que según sea la resistencia a vencer y la potencia a generar así estarán situados los puntos de apoyo.

Una palanca de primer grado sería la articulación de la cabeza, en la cual la fuerza se ejerce justo a nivel de la nuca, pero la resistencia se hace en la mandíbula. Una palanca de segundo grado es el talón, en donde la resistencia se efectúa en la bóveda del pie y la fuerza en el talón. Una última palanca, llamada de tercer grado, es el modo más abundante, y un ejemplo de ella lo tenemos en el brazo, el cual posee su mayor resistencia en el antebrazo y la mayor potencia casi al lado de la articulación del codo.

Funciones de los músculos

El modo en que se mueven los músculos y la función específica de cada uno de ellos es la asignatura imprescindible para todos aquellos que aspiren a ser instructores deportivos o simplemente deseen sacar el máximo partido de su cuerpo.

Los más de cuatrocientos músculos de que está compuesto el cuerpo humano se dividen en varias zonas, a saber: músculos de la cabeza, del cuello, espalda, tórax, abdomen y miembros superiores e inferiores.

Éstas serían las funciones de los más importantes, cara a la práctica de algún deporte.

Bíceps braquial:

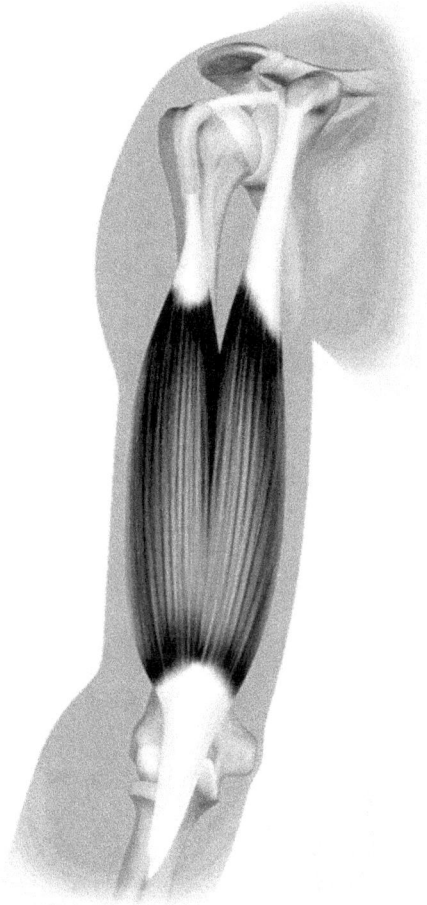

Cubre el músculo anterior y le ayuda a flexionar el brazo al mismo tiempo que supina el antebrazo. Voltea la palma hacia arriba.
Es antagonista del tríceps y por tanto se utiliza para movimientos de tracción.

Braquial anterior:

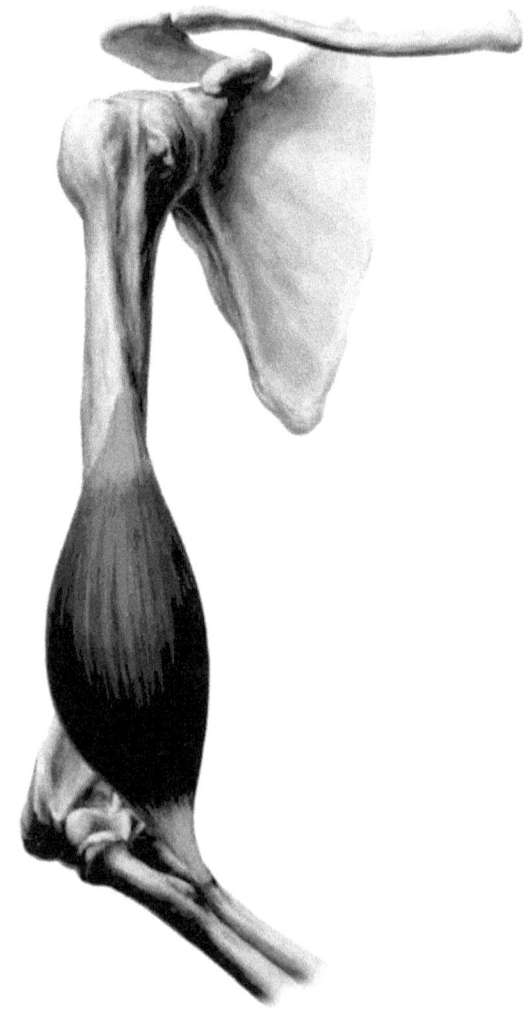

Flexiona el antebrazo hacia el brazo.

Bíceps crural:

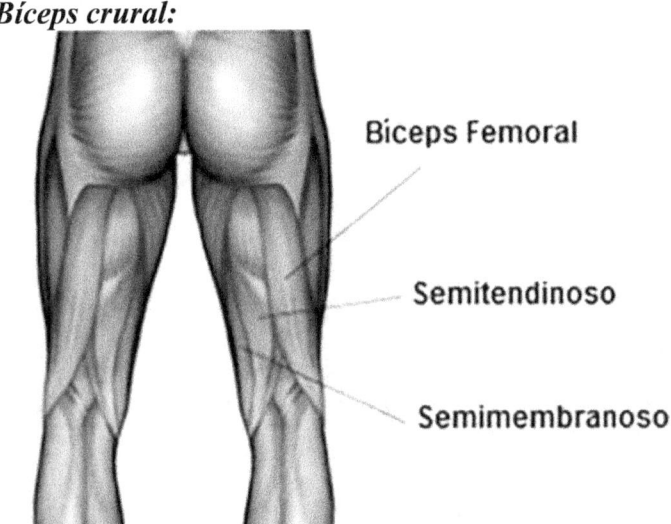

Biceps Femoral

Semitendinoso

Semimembranoso

Flexiona la pierna y extiende el pie en sinergia con los gemelos.

Tríceps braquial:

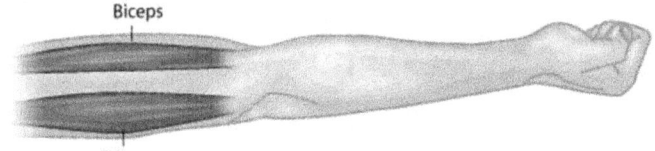

Extiende el antebrazo y lo aleja del cuerpo. Dependiendo de qué tipo de musculación hagamos, isométrica o dinámica, lograremos mejorar la velocidad o la potencia.

Extensor de los dedos:

Abre o extiende los dedos de los pies.

Supinador largo:

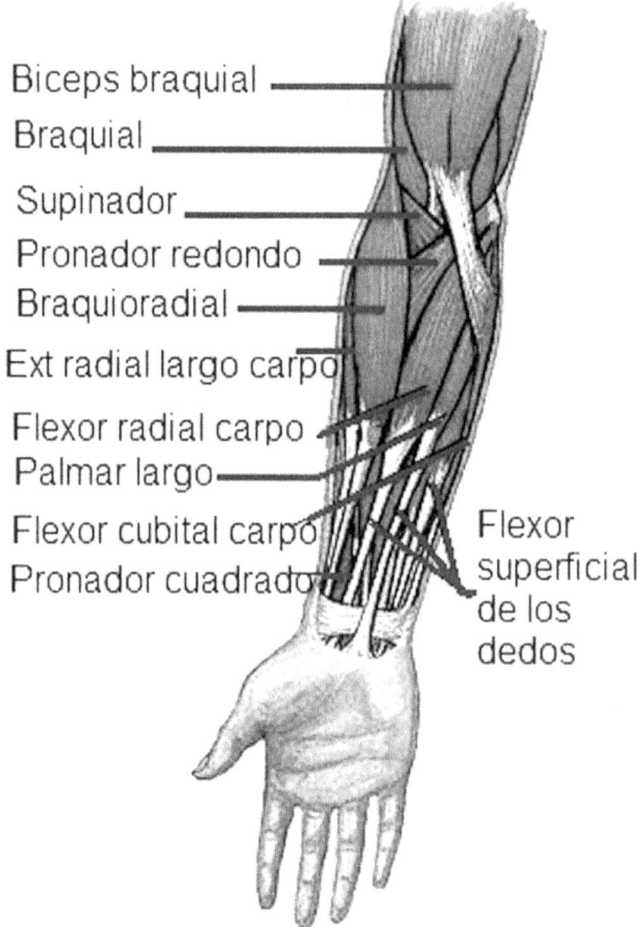

Biceps braquial

Braquial

Supinador

Pronador redondo

Braquioradial

Ext radial largo carpo

Flexor radial carpo

Palmar largo

Flexor cubital carpo

Pronador cuadrado

Flexor superficial de los dedos

Contribuye a la flexión del brazo sobre el antebrazo según sea la posición de ambos.

Glúteos:

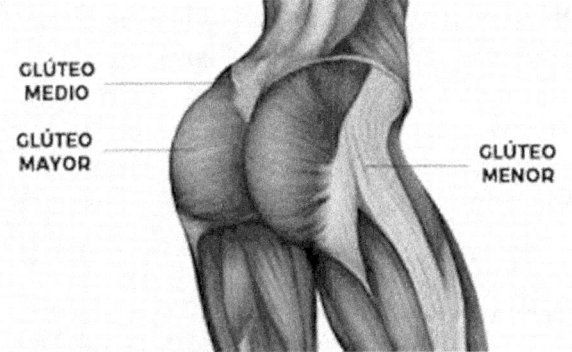

Unión de tres músculos, los cuales llevan la pierna hacia atrás, rotan el muslo hacia afuera y mantienen el tronco vertical.
Nos ayudan a subir escaleras y a correr.

Tríceps femoral:

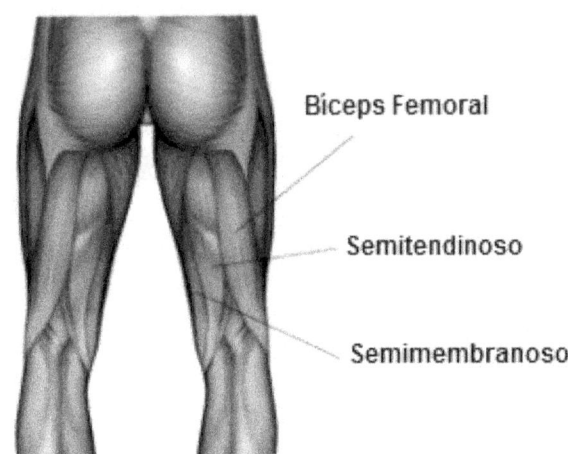

El músculo bíceps femoral (o bíceps crural) es un músculo de la zona externa en la región posteroexterna del muslo. Forma parte del compartimento posterior compuesto por tres músculos denominados, músculos isquiotibiales: 1) bíceps femoral, 2) semitendinoso, 3) semimembranoso. Excepto la porción o cabeza corta del bíceps, los isquiotibiales cruzan las articulaciones de la cadera y la rodilla. El músculo bíceps femoral es el límite superolateral de la fosa poplítea.

Cuádriceps femoral o crural:

Unión de cuatro músculos, los cuales extienden la pierna hacia adelante y nos ayudan a caminar.
Los cuádriceps son potentes extensores de la articulación de la rodilla. Son cruciales para caminar, correr, saltar y ponerse en cuclillas.

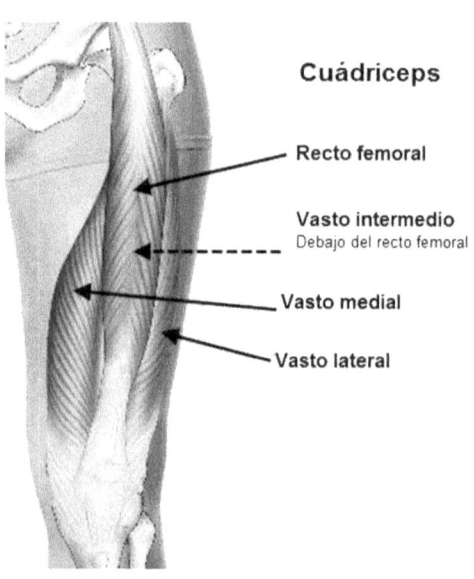

Cuádriceps

Recto femoral

Vasto intermedio
Debajo del recto femoral

Vasto medial

Vasto lateral

El **músculo recto femoral** (rectus femoris) o recto anterior, cubre el vasto intermedio y parte de los vastos medial y lateral.

El **músculo vasto medial** (vastus medialis) o vasto interno: Cara antero-medial (hacia la línea media o cara interna) del muslo. Se inserta en la rótula y tibia. Ambas líneas pertenecientes al fémur.

El **músculo vasto lateral** (vastus lateralis) o vasto externo: Cara antero-lateral (cara externa) del muslo.

El **músculo vasto intermedio** (vastus intermedius) o crural, situado entre los dos anteriores, en la cara anterior del fémur y debajo del recto femoral. Es el más profundo de los 4 vientres del cuádriceps

Estiran la pierna en sinergia con los gemelos. Es el músculo más importante en las patadas.

Tibial anterior:

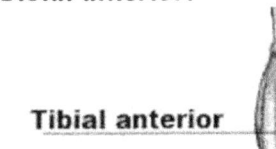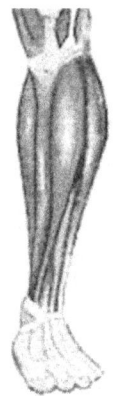

El músculo tibial anterior está situado en la parte lateral o externa de la tibia. Flexiona dorsalmente el pie.

Tibial posterior:

También llamado musculus tibialis posterior, tiene forma alargada y está situado en la región posterior de la pierna, entre los músculos flexor largo de los dedos y el flexor largo del dedo gordo, es decir, en el plano profundo.

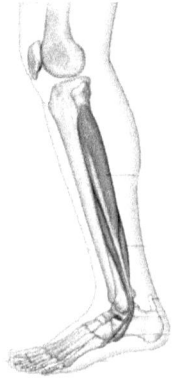

Soleo:

Mantiene la rodilla estable.

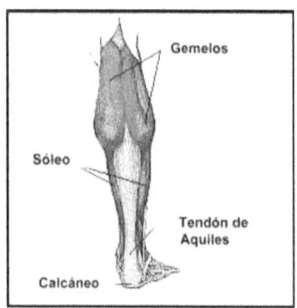

Gemelos:

Retraen el pie flexionando la planta y nos ayudan a caminar, saltar y correr.

Recto abdominal:

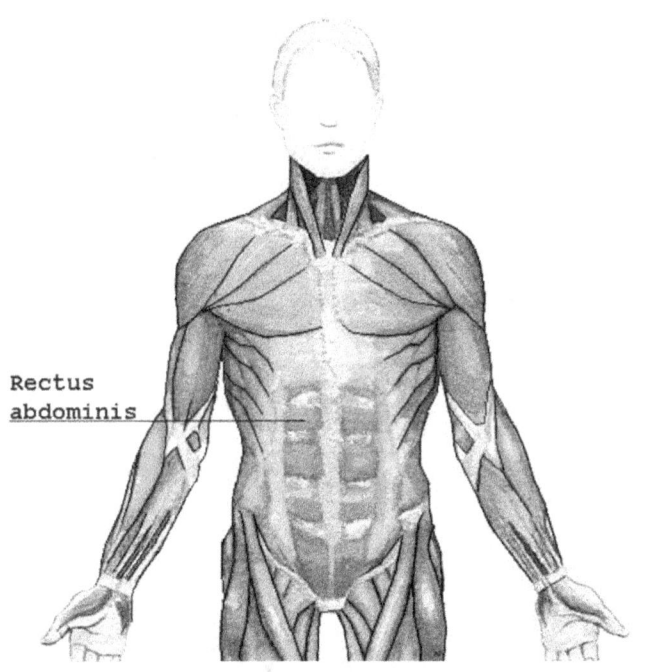

Rectus
abdominis

Mantiene en su lugar, bien sujetas, las vísceras abdominales.
Se extiende desde la línea media del pubis hasta el borde inferior de la caja torácica y la apófisis xifoide. Se inserta por medio de un tendón aplanado y corto, el cual tiene dos haces musculares, externo e interno, que están separados

por la línea alba. Se extiende desde la sínfisis púbica hasta el apéndice xifoides (extremo inferior del esternón) y los cartílagos adyacentes (quinta, sexta y séptima costillas).

Abdominal superior:

Dobla el tronco hacia delante y en unión a otros músculos nos permite elevar las piernas y evitar que nos caigamos hacia atrás. Es el músculo más importante para el equilibrio y la potencia. Trabaja en sinergia con los lumbares, oblicuos y abdominales inferiores.

Abdominal inferior:

Sirve para elevar las piernas y, en sinergia con los superiores, mantiene el tronco vertical.

Oblicuos:

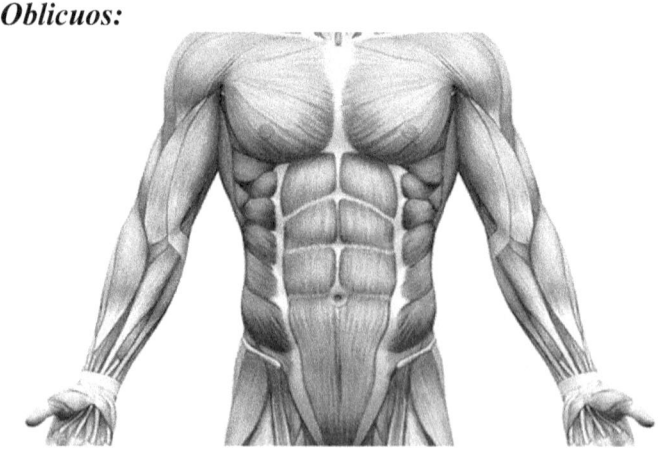

Insertados en las costillas nos permiten rotar el cuerpo hacia los lados y hacia delante. Elevan la pelvis y trabajan en sinergia con los lumbares en la misión de mantener el tronco vertical.

Esternocleidomastoideo:

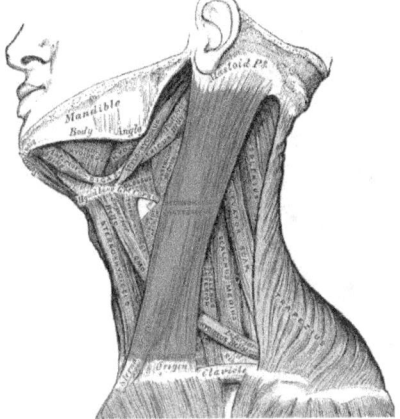

Situado oblicuamente en el cuello, rota la cabeza y la inclina hacia el hombro.

Trapecio:

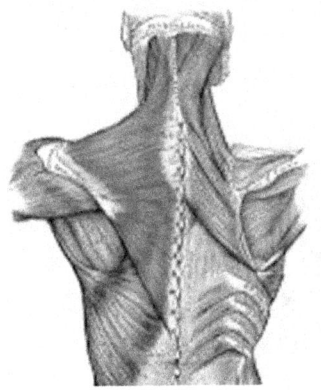

Cubre la mitad superior de la espalda y mueve el hombro, separándolo o trayéndolo. También lleva la cabeza adentro y atrás, trabaja en sinergia con el deltoides para elevar el brazo.

Deltoides:

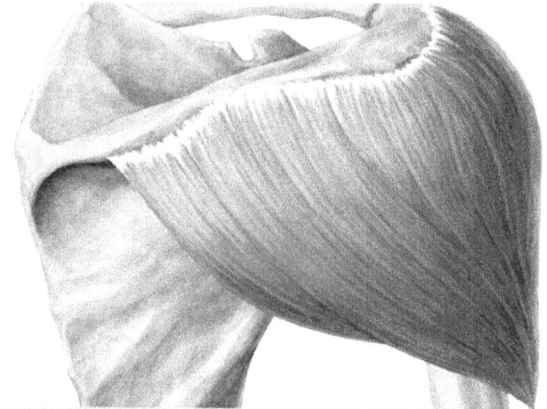

Cubre el hombro y eleva el brazo hasta su nivel. Ayuda a impulsar el brazo hacia adelante y a su rotación.

Pectoral mayor:

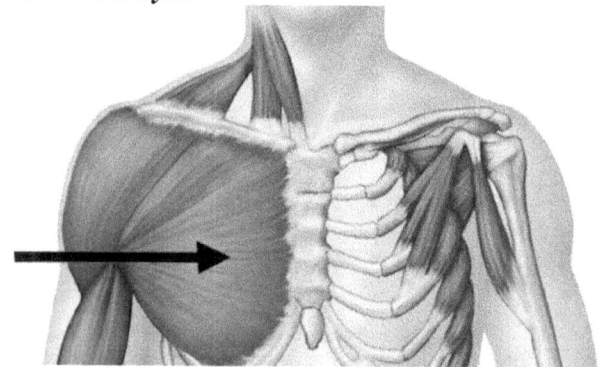

Está situado en la parte superior del tórax y cierra el brazo extendido hacia el tórax, al mismo tiempo que eleva el hombro.

Serrato mayor:

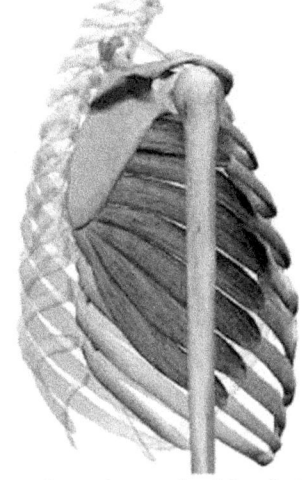

Produce la traslación de la escápula y su rotación.

Dorsales:

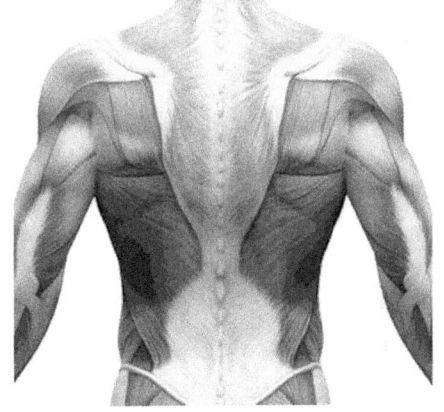

Bajan el brazo y lo giran, sirven para inclinar la columna vertebral y trabajan en sinergia con el tríceps, fijando el brazo y ayudándole a extenderse.

Infraespinoso:

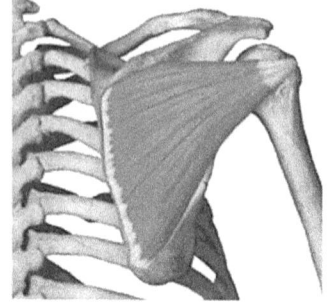

Rota el brazo hacia fuera.

Cubital anterior:

Flexiona la mano.

Aductores y abductores:

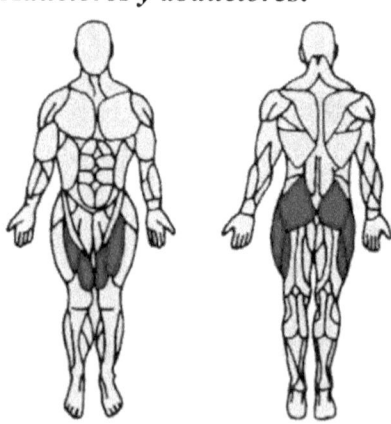

Mantienen la separación y abertura de las piernas. Normalmente sólo se practica su elongación para mejorar la elasticidad, pero también es necesario trabajar su musculación.

Inconvenientes de trabajar sólo unos grupos musculares

Trabajando excesivamente el *bíceps* la articulación del codo queda siempre flexionada, lo que provoca el que la mano esté igualmente semicerrada. La muñeca llega a perder movilidad y el tríceps pierde velocidad al contraerse.

Trabajando el *tríceps* las dislocaciones del codo, son frecuentes (un ejemplo de ello es el codo de tenista, que no se daría si se musculase también el bíceps)

Glúteos: Producen lordosis y inclinación de la pelvis hacia delante.

Cuádriceps femoral: Dislocación frecuente de la rótula y abrasión del menisco al no existir el freno que proporcionaría el tríceps. Anomalía típica en futbolistas y karatekas.

Tríceps femoral: Piernas no extendidas del todo, lo que provoca la salida de la rótula hacia fuera y pérdida de elasticidad en la parte posterior de la rodilla.

Gemelos: Pérdida de elasticidad en la pierna e inestabilidad en los tobillos, los cuales carecen del
soporte ligamentoso adecuado.

Abdominal superior: Su trabajo excesivo detiene o
aminora el crecimiento en los niños, inclina el
tronco hacia delante y provoca cifosis en la
espalda, así como dolores lumbares a causa de la
excesiva extensión de los músculos lumbares.

Deltoides: Proporciona aspecto de simio y eleva la
respiración, impidiendo que se realice en la zona
del diafragma.

Pectoral mayor: Hunde el tórax y abomba la
espalda, al mismo tiempo que resta movilidad hacia
atrás a los brazos.

Dorsales: Impiden bajar los brazos a lo largo del
cuerpo.

Con estos pequeños ejemplos quiero dejar claro
que no se pueden trabajar unos músculos a
voluntad olvidando el resto, ya que al hacerlo así
alteramos gravemente nuestra fisonomía y
movimientos, llegando también a producirnos
enfermedades articulares al cabo de los años.
El cuerpo es un conjunto homogéneo y, aunque es
lógico que en la práctica de un deporte trabajemos
con preferencia aquellos músculos involucrados en
ese deporte, nunca hay que olvidar el resto de una
manera absoluta.

Músculos antagonistas

Este binomio en la musculatura humana es el factor más desconocido por los preparadores físicos y en el cual se cometen más errores, siendo por tanto la causa principal de los grandes fracasos deportivos.

Todo músculo tiene en el lado opuesto a su antagonista, el cual le permitirá con su estiramiento el trabajo a realizar.

Dicho de otra manera más sencilla: cuando un músculo trabaja (se contrae) su antagonista se relaja; si no ocurriera así se produciría un bloqueo en el movimiento. Este antagonismo es la causa principal de la torpeza en los movimientos, de la falta de velocidad y de la ausencia de precisión. Solamente con una coordinación perfecta entre ambos, agonista y antagonista, se consigue que cada movimiento sea perfecto. Otra misión vital del antagonista es la de frenar el recorrido del músculo que se mueve, ya que si no lo hiciera así las articulaciones se dislocarían al no existir un freno al movimiento.

Éstos son algunos de los principales músculos antagonistas:

- Pectoral: Antagonista dorsal ancho e infraespinoso.
- Deltoides: Antagonista serrato mayor.
- Abdominal superior: Lumbares.
- Abdominal inferior: Antagonista glúteos.

- Tríceps braquial: Antagonista bíceps.
- Cuádriceps femoral: Antagonista tríceps femoral.
- Aductor del muslo: Antagonista tensor de la fascia.

Músculos gemelos

Existen también una serie de músculos cuyo antagonista está situado en el lado opuesto del cuerpo y que son de características iguales, tanto el agonista como el antagonista. Las únicas diferencias estriban en el lado en que están situados --izquierda o derecha--, por tanto el antagonismo necesario está en la habilidad y la potencia, ya que de todos es sabido que las diferencias entre ambos es lo que proporciona el equilibrio.
Cuando se comete el tremendo error de hacer trabajar a la parte izquierda con la misma intensidad y el mismo tipo de ejercicios que la derecha, el organismo se desequilibra, ya que necesita una diferencia natural para no alterarse. Esta ley natural es también una ley física y todo organismo tiene un polo positivo y otro negativo, sin que quiera decir que el positivo es mejor que el negativo; solamente son distintos.

He aquí algunos de los músculos gemelos:

- Deltoides
- Serratos
- Oblicuos

- Pectorales
- Dorsales
- Trapecios

No te olvides que lo mismo que el cerebro, los pulmones y el corazón están compuestos de dos partes claramente diferenciadas, los músculos gemelos no son idénticos y cada uno es hábil para una función. Recuerda que en la Naturaleza, para que exista equilibrio tiene que existir cierto desequilibrio, por paradójico que esto pueda parecer.

Músculos sinérgicos

Otra conjunción, quizá más interesante que la anterior, es la relativa a los músculos sinérgicos, los cuales trabajan unidos para realizar la misma función, sobre todo en ciertos movimientos complejos.

Éstos serían algunos ejemplos de efectos sinérgicos entre músculos:

- Deltoides y trapecio, para levantar el brazo.
- Deltoides y pectoral, para cerrar el brazo.
- Deltoides e infraespinoso, para llevar el brazo atrás
- Abdominal superior y oblicuos, para flexionar el tronco.
- Abdominal superior e inferior, para levantar la pierna.
- Abdominal inferior y glúteos, para llevar la

pierna hacia fuera.

- Dorsal mayor y glúteos, mantienen el tronco vertical.
- Tríceps crural y glúteos, llevan la pierna atrás.

CAPÍTULO 2

Efectos del ejercicio sobre los músculos

El estímulo que provoca el acortamiento del músculo es producido por la mayor tensión de sus fibras. Sólo cuando el aumento del trabajo efectuado supera cierto umbral, se produce la hipertrofia del volumen.

Esta cualidad debe ser tenida primordialmente en cuenta por todos los deportistas, en el sentido de si verdaderamente les interesa ganar volumen muscular o no, mediante el ejercicio.

Para desarrollar, mejorar e incluso cambiar una estructura muscular, se requieren estímulos permanentes, por más que el ejercicio moderado y esporádico también proporcione otro tipo de ventajas, pero nunca hasta el punto de lograrse cambios en el sistema muscular. Cuanto más joven es el individuo, más rápida es la reacción. Pero lo mismo ocurre a la inversa.

Cuanto más rápido es el cambio más fácil es su caída, en el supuesto de dar por terminado el estímulo.

La musculatura de un levantador de pesas, por ejemplo, altamente adaptada para esfuerzos bruscos y fuertes, requiere estímulos más fuertes que un deportista normal, si quiere seguir manteniéndose en buena forma. Cuanto más alto sea el nivel de función, tanto mayor será la intensidad del estímulo para mantener ese nivel.

Para comprender el efecto del entrenamiento sobre los músculos, es preciso poner de relieve que la actividad muscular es el resultado de múltiples procesos metabólicos, tanto del sistema muscular como nervioso. Sólo la acción neurológica y muscular combinadas permiten la realización de movimientos dirigidos.

Por medio de su permanente ejercitación se crean modelos de movimiento que conducen a la óptima economía de una secuencia de movimientos.

La contracción muscular se realiza en tres fases:

1. Transmisión del potencial de acción del nervio a la célula muscular (esto se llama también acoplamiento electromecánico)
2. Contracción de las miofibrillas.
3. Relajación de la musculatura.

El potencial de acción que viene desde el cerebro y pasa a través de la médula espinal, y de los nervios hacia la periferia, llega a la placa motriz terminal en la célula muscular donde desencadena los complejos procesos bioquímicos que provocan la contracción.

Estos procesos son de fundamental importancia para comprender las adaptaciones musculares, porque el entrenamiento sistemático ejerce influencia más visible precisamente sobre el músculo donde, además, se manifiestan en forma más marcada las leyes descritas.

Para comprender el efecto que tiene el entrenamiento sobre los músculos es preciso anticipar, además, que las distintas fibras musculares, aunque coinciden en su estructura básica, difieren en su función.

Distinguimos tres tipos:

1. Las fibras claras de reacción rápida de mayor excitabilidad, más rápida contractilidad y diferente composición química, tienen mayor contenido de fosfocreatina, de ATP y de adenosintrifostato miofibrilar, así como mayor actividad glucolítica, mayor potencial de membrana, etc. Por ello, están especializadas para la producción anaeróbica alta y breve energía, con abundante formación de ácido láctico.

2. Las fibras oscuras de reacción lenta con un contenido cinco veces mayor de mioglobina (de ahí su color oscuro). La mioglobina se considera un depósito de oxígeno.

3. Estas fibrillas se caracterizan por su alta actividad oxidante, por poseer un mayor contenido de mitocondrina y por realizar una mayor actividad enzimática. Están destinadas al rendimiento prolongado.

4. Una forma intermedia, cuyas cualidades se asemejan a una u otra de las fibras, de acuerdo con su composición.

5. Los distintos tipos de fibras difieren no sólo en sus cualidades fisiológicas y en su composición química, sino también en el metabolismo. Las fibras oscuras tienen mayor capacidad oxidante, es decir, aeróbica; las claras, una mayor capacidad glucolítica, o sea anaeróbica. También difieren en la actividad enzimática y en la relación entre las mitocondrinas (donde se desarrolla en su mayor parte el metabolismo celular) y el citoplasma. En las fibras oscuras, por ejemplo, las mitocondrias están multiplicadas y, según ciertos investigadores, son más grandes que las fibras claras. Por esta razón la actividad metabólica de los músculos oscuros es mayor, por tanto éstos son adecuados para rendimientos prolongados.

Esto confirma la experiencia práctica donde se confirma que la capacidad de realizar ejercicios de velocidad o resistencia se halla determinada básicamente por la musculatura. Esto es así, aunque también es cierto que mediante el entrenamiento y la alteración de la enervación nerviosa pueden modificarse, hasta cierto punto, las funciones básicas del músculo, aunque sin que se pueda lograr hacer un velocista de una persona que genéticamente no lo es.

CAPÍTULO 3

Cómo mejorar los músculos

Hay tres maneras básicas:

1. Para aumentar la fuerza.
2. Para aumentar la velocidad.
3. Para mejorar la resistencia mecánica.

La cualidad que se desarrollará depende del tipo de estímulo proporcionado, dentro de las condiciones establecidas. Las contracciones poco frecuentes y con alta carga aumentan la fuerza, y las contracciones rápidas con poca carga, la resistencia. Esto es confirmado con la práctica.

El levantador de pesas, entrenado para la fuerza, tiene una musculatura gruesa y abultada, mientras que el corredor de resistencia suele estar delgado. Si la tensión producida en un músculo es relativamente escasa y el movimiento se reitera con frecuencia, aumenta la resistencia muscular.

Si deseamos aumentar la fuerza, la tensión debe ser alta. Es cierto, empero, que la constitución también desempeña un papel importante en la hipertrofia.

La musculatura del asténico no responde tanto a un entrenamiento de fuerza como la del atlético.

La fuerza

La fuerza del músculo depende mayormente de su perfil. Calculamos que un músculo es capaz de levantar, término medio, entre 4 y 10 kilos por cm3.

Hay considerables diferencias entre los distintos músculos, y éstas rigen para ambos sexos. Aunque el perfil es, con mucho, el factor más decisivo para el desarrollo de la fuerza, las investigaciones más recientes hacen suponer que en el entrenamiento de fuerza el aumento de ésta supera al peso muerto del músculo. En experimentos realizados con animales, cuando se duplicó el peso del músculo se triplicó la fuerza. Con estas investigaciones se ha podido demostrar que la fuerza no aumenta sólo por el engrosamiento de cada fibrilla muscular (hipertrofia), sino por la multiplicación de éstas (hiperplasia).

El músculo esquelético, igual que el cardíaco, ve aumentado el número de fibrillas y cuando éstas superan el espesor de 20 a 50 micras se dividen.

Otras pruebas de que el desarrollo de fuerza no depende del perfil muscular las dan ciertas investigaciones en estado hipnótico. En ellas se comprobó que un sujeto motivado desarrolla una fuerza 65 por 100 mayor que el no motivado. Esto se atribuye a la eliminación de impulsos inhibidores en el sistema nervioso central.

Para comprender estos fenómenos hay que señalar que la intensidad de la contracción depende del número de unidades motrices enervadas.

En la actividad voluntaria, debido a la presencia de los reflejos de protección, nunca se produce la contracción de todas las unidades existentes. Por eso calculamos la fuerza máxima en 10 Kg por cm2 y si el músculo es excitado eléctricamente puede desarrollar hasta 12 Kg porque de esta manera son eliminados los reflejos de protección. No obstante, la idea de lograr mayor efecto de entrenamiento mediante la estimulación eléctrica ha fracasado, aunque algunos deportistas célebres, como es el caso de Bruce Lee, la utilizasen esporádicamente.

Las diferencias en razón del sexo

Existen otros factores que determinan la fuerza de un músculo y en primer lugar están las diferencias musculares en razón del sexo. La fuerza muscular máxima de las mujeres es aproximadamente un 30 por 100 inferior a los hombres. Además, son importantes en este aspecto la edad y la constitución física, así como la tendencia a aumentar los músculos mediante el entrenamiento.

Las mujeres responden peor que los hombres al aumento de la masa muscular, las ganancias mediante el ejercicio son menores y, además, su plenitud física apenas comprende entre los 18 y los 30 años, mientras que en el varón suele llegar hasta los 38 años.

47

También hay que mencionar que la musculatura de la mujer constituye el 35,8 por 100 de su peso corporal, mientras que en el hombre suele ser del 42 por 100. Pero la musculatura femenina no solamente es menor, sino que presenta diferencias cualitativas con la del hombre, de modo que el rendimiento de fuerza en la mujer suele alcanzar solamente entre un 55 y un 80 por 100 de la fuerza del hombre. Ello no quiere indicar nada desfavorable respecto a la mujer, sino que nunca debemos establecer comparaciones entre ambos, limitándonos a comparar a mujeres entre sí. Es como si tratásemos de dilucidar quién es mejor si el hombre bajo o el alto, cuando la verdad es que solamente son diferentes.

La tensión

Al comienzo del entrenamiento aumenta el espesor de cada fibrilla muscular por un aumento de las proteínas que intervienen en la contracción y sólo cuando el engrosamiento ha llegado a su límite comienza la multiplicación de fibrillas.

Por ello, lo decisivo no es el movimiento en sí, sino la tensión, la resistencia al estiramiento forzado en caso de mayor carga. La resistencia proporciona el estímulo para el engrosamiento de las fibrillas musculares y el agrandamiento del perfil muscular.

Los ejercicios que van acompañados de contracción muscular fuerte producen hipertrofia, mientras que los de tipo dinámico donde la contracción muscular es mucho menor apenas producen aumento de la masa muscular. Algún ejemplo de ello lo tenemos en la gimnasia de mantenimiento, en la cual se consiguen buenos resultados en el moldeo de la figura y quizá en la bajada de peso, pero no se logran espectaculares resultados en el aumento de fuerza.

Cómo alcanzar mejores resultados

El éxito del entrenamiento depende de la fuerza, la duración y la frecuencia del ejercicio.

El primer efecto del entrenamiento aparece con el empleo del 30 por 100 de la fuerza máxima disponible. Por ejemplo, si somos capaces de mover un peso de 70 kilos necesitaremos al menos una resistencia de 21 Kg. para mejorar. Con el empleo de hasta el 50 ó el 70 por 100 se logra el mejor resultado en los aumentos de fuerza, pero siempre que la duración sea al menos de 15 segundos.

Cuando trabajemos al máximo de nuestra capacidad, con solamente 2-3 segundos será suficiente. Como resumen, todo parece señalar que la cifra óptima se sitúa trabajando al 80 por 100 de nuestra capacidad.

Respecto a la frecuencia del ejercicio, una carga única aplicada durante 6 segundos al 70 por 100 de la fuerza máxima es suficiente para lograr el máximo efecto en el entrenamiento.

Un aumento posterior de repeticiones suele producir efectos tan insignificantes que no proporcionan utilidad alguna.

En la práctica, más que las exageradas repeticiones es mejor trabajar la coordinación, el desarrollo del movimiento y el dominio de la técnica.

Otros factores que intervienen en el éxito del entrenamiento es la alimentación rica en hidratos de carbono de aprovechamiento fácil, en las proteínas de buen valor biológico y buena utilidad neta y en el abundante consumo de vitaminas y minerales. El entrenamiento al aire libre y con moderado sol también favorece el aumento de fuerza.

Mantener lo logrado

Un aumento de fuerza obtenido rápidamente por el entrenamiento diario y agotador se pierde con la misma rapidez al suspender el entrenamiento. En cambio, si el aumento se obtiene en un tiempo prolongado, sin prisas y con plenitud física y mental, la conservación de las ganancias es mejor, duran más tiempo y suelen bastar unas pocas horas semanales para mantener lo conseguido.

Normalmente, al cabo de diez semanas de inactividad la fuerza suele declinar casi hasta los valores que teníamos antes de empezar y lo ideal es no suspender nunca el entrenamiento en su totalidad, ni siquiera cuando permanezcamos en cama a causa de una lesión. Los profesionales con muchos años a sus espaldas quizá logren mantenerse en buena forma con sólo dos días de entrenamiento y es mejor tres horas en días alternos que cinco en un solo día.

La fuerza muscular

Un músculo es capaz de levantar entre 4 y 10 Kg por cm3 de masa por término medio y, aunque existen grandes diferencias según el músculo que estemos trabajando, estas cifras son válidas para ambos sexos. Sin embargo, no solamente la masa muscular es la que determina la potencia de un músculo sino el perfil, y así, nos podemos encontrar con personas delgadas que son capaces de esfuerzos musculares mayores que otra persona con mucha más masa muscular, incluso aunque ésta esté perfectamente trabajada mediante el ejercicio.

La fuerza aumenta primeramente en proporción directa al aumento de la masa muscular en una relación de 2 a 3, esto es, cuando duplicamos la masa muscular triplicamos la fuerza, al menos inicialmente. Es por este motivo por el cual el entrenamiento con pesas es el método más rápido y sencillo de aumentar la potencia, al menos en las primeras semanas del entrenamiento.

Posteriormente, la proporción disminuye grandemente y otros factores se vienen a sumar al proceso, y las ganancias son muy difíciles. El engrosamiento de las fibrillas musculares no es suficiente y se hace necesaria su multiplicación.

Un sujeto, por tanto, muy delgado y sin ninguna ganancia de peso puede ver aumentada su fuerza al mismo nivel que otro que trabaje en el aumento de volumen; solamente deberá variar su modo de entrenar.

Cualquier tipo de músculo, incluido el cardiaco, al comienzo del entrenamiento provoca primero un engrosamiento de las fibrillas y cuando éstas superan un espesor de 20 a 50 micras se dividen multiplicándose.

Otra manera de lograr esta división sería a base del entrenamiento anaeróbico, en el cual las fibrillas no aumentan de espesor, pero sin embargo se multiplican rápidamente con el fin de que el músculo disponga de la potencia necesaria. Los practicantes de atletismo, artes marciales o gimnasia deportiva, son un buen ejemplo para esta multiplicación de las fibrillas. La eliminación de los impulsos inhibidores, aquellos que tensan los músculos antagonistas, contribuye a potenciar al máximo la fuerza disponible.

Para conseguir la contracción de un músculo se hace necesario primero un buen impulso nervioso a base de enervar las unidades neuromusculares que los componen. Un adiestramiento adecuado relajará todas las partes del cuerpo no involucradas en el movimiento, pudiéndose lograr de esta manera hasta un aumento del

20 por 100 de nuestra fuerza, mediante el solo hecho de relajar y tensar a voluntad las partes interesadas. La eliminación voluntaria de los mecanismos reflejos (y un reflejo es contraerse cuando saltamos, ya que lo que estamos tratando de hacer es amortiguar la caída) contribuirá a la mejora de nuestras marcas.

Músculo, corto o largo

Es notoria la diferencia en la constitución muscular de las mujeres y los hombres, ya que, proporcionalmente, las mujeres tienen los músculos más largos que los hombres, los que las proporciona mejores cualidades para movimientos en los cuales la elasticidad sea un factor primordial y, al mismo tiempo, aunque la potencia final sea inferior, los resultados proporcionales pueden ser superiores.

Para comprobarlo basta comparar a una mujer con un volumen de bíceps similar a un hombre, ambos entrenados de igual manera: la mujer posiblemente tendrá más fuerza que el varón.

Lo que normalmente ocurre es que se comparan los sexos en función de su peso y de esta manera la mujer siempre pierde, ya que la estructura muscular de la mujer es diferente y su reparto de grasas y distribución de las proteínas difiere sensiblemente. La testosterona del varón interviene de una manera decisiva en la fijación de las proteínas en el músculo y la mujer tiene que lograrlo de otra manera.

Cualquier músculo, cuando tratamos de acortarlo (contraerlo), se resiste a ello estirándose y será nuestra fuerza disponible la que se oponga a ello. En función de que podamos o no acortarlo así será nuestra fuerza final. Cuando nuestra fuerza no es suficiente el músculo se estira y no puede contraerse.

Solamente en base a una gran tensión muscular podremos lograr el acortamiento necesario del músculo y, así, un músculo largo podrá generar mucha más potencia que uno corto, siempre y cuando el volumen sanguíneo disponible sea capaz de llenarlo en su totalidad. Si no es así, las personas que posean musculatura corta podrán llenar más fácilmente sus músculos de sangre y dispondrán de más potencia. Si las mujeres, por tanto, dispusieran de un volumen sanguíneo tan alto como el varón, su fuerza sería muy superior.

Cuando nuestro interés esté en lograr un aumento de nuestro volumen muscular deberemos someter a nuestro cuerpo al entrenamiento con cargas, bien sea a base de aparatos o de pesas, pero cuando deseemos solamente una mejora en la potencia muscular, pero conservando la largura inicial de nuestros músculos, el trabajo dinámico es el más adecuado. Bastará por tanto con realizar atletismo, carreras, saltos y cualquier otro tipo de movimiento continuo o alterno. Nuestro aspecto exterior apenas se modificará de esta manera e incluso nuestro peso tenderá a bajar, mientras que como contrapartida la fuerza muscular aumentará.

CAPÍTULO 4

Cómo entrenar la potencia

Básicamente se conocen dos maneras de entrenar la fuerza muscular: isotónica e isométrica, pero estas calificaciones están sujetas a una gran cantidad de variantes y los resultados por tanto serán también muy distintos.

Un deportista, por mucho que lo intente, nunca será completo en todas las variantes, ya que algunas de ellas son antagonistas entre sí. Lo correcto es que en función del deporte practicado o de lo que pretenda mejorar en su físico, se centre en la manera adecuada de entrenar.

Cualquier deporte, por tanto, no es válido para todos, siendo muy importante el que escojamos el deporte a practicar según nuestras aptitudes y no en función de nuestros gustos.

Hay dos maneras básicas para mejorar la potencia:

1. El entrenamiento isotónico.
2. El isométrico.

Entrenamiento isotónico

En el primero de ellos existe un movimiento muscular que es suplementado con pesos de diferentes tamaños. Dado que el peso es igual desde que se comienza a realizar el movimiento hasta que finaliza, el músculo involucrado tiene que realizar la máxima tensión cuando está completamente estirado y menos en su recorrido final, cuando ya está en fase de contracción. Éste es el motivo por el cual la musculación isotónica normal no es perfecta, ya que en la fase inicial de un acortamiento muscular, la palanca articular está extendida al máximo y el esfuerzo mayor recae sobre los tendones no sobre los músculos agonistas totalmente estirados. Por tanto, al empezar el movimiento la articulación deberá estar ligeramente flexionada.

Una variante del método isotónico es la musculación negativa, o sea, aquella que realiza el músculo agonista, el cual entra en contracción cuando retrocedemos el movimiento. Por ejemplo, si estamos haciendo "sentadillas", con el fin de muscular el cuadriceps femoral, la fase positiva sería la de alzada y la negativa la de bajada, en la cual entra en acción el tríceps femoral, oponiéndose a la bajada brusca del cuerpo.

Este tipo de movimiento negativo es el gran olvidado de los deportistas, los cuales solamente dan importancia a la fase expansiva y desdeñan la negativa, limitándose a dejar caer los músculos sin oponer resistencia.

Si se tuviera la precaución de hacer los ejercicios a la misma velocidad, tanto si subimos como si bajamos, recogemos o estiramos, las lesiones se darían con menos frecuencia y los progresos musculares serían mucho más rápidos y perfectos.

Otras variantes de la musculación isotónica incluyen la ayuda de un compañero en la fase inicial, sobre todo cuando el peso a mover es mayor de lo que el deportista puede soportar en la fase de arrancada, pasado el cual la ayuda del compañero finaliza y le vuelve a ayudar en el momento de recogida.

Aunque las máquinas de placas, las mancuernas y demás aparatos simplifican mucho la labor del deportista, lo cierto es que no son imprescindibles sino solamente cómodas, pero cualquier objeto puede servir para el mismo fin.

Las piedras irregulares, los troncos de árbol, los muebles y cualquier objeto pesado nos obligan a adoptar posiciones y poner en acción músculos que nunca movilizaríamos con una máquina perfecta, selectiva y colocados en cómoda posición.

El progreso nos ayuda pero podemos pasar de él a base de entusiasmo y buen hacer. Cuando ni siquiera contemos con objetos diversos, un compañero nos puede aportar, con su propio cuerpo o con su misma fuerza, la ayuda necesaria para vencer resistencias.

Levantándole, empujándole o, simplemente, luchando contra su fortaleza, haremos toda clase de ejercicios imaginables, a los que hay que sumar el beneficio que aporta el movimiento para conservar el equilibrio y la motivación psicológica por el hecho de tratarse de una confrontación.

Entrenamiento isométrico

El método isométrico basa su principio en tratar de vencer una resistencia imposible de mover, como sería empujar una pared. Haciéndolo así, el músculo no sufre apenas dilatación y sin embargo para generar la fuerza necesaria entra en una gran tensión. Sería pues un ejercicio sin movimiento articular y con una fuerte contracción muscular desde el principio al fin. Al contrario que con las pesas, el deportista puede dar por finalizada la prueba cuando desee, sin necesidad de tener que completar el recorrido para descansar. Ejerce la máxima tensión (cercana al 100 por 100 de su fuerza) durante un tiempo variable y afloja rápidamente, no existiendo fases intermedias de potencia ni al empezar ni al terminar.

Este tipo de musculación sobrecarga casi al 50 por 100 tendones y músculos y constituye por tanto un suplemento imprescindible de la musculación isotónica, la cual ejercita con preferencia los músculos y apenas los tendones.

Los detractores de este tipo de musculación isométrica dicen que las ganancias en potencia son muy pobres, si la comparamos con la isotónica y es cierto, pero esto es lo mismo que decir que un corredor de maratón es inferior a un esprínter, solamente por el hecho de que en los cien metros lisos no tiene nada que hacer. Cuando el esprínter acude al maratón abandona a menos de un kilómetro.

Lo mismo ocurre con los ejercicios de musculación. La persona cultivada en la musculatura isométrica tendrá una capacidad grande para resistir una presión mucho más alta que los otros sin embargo no podrá levantar grandes pesos.

Imagínese que un coche tiene aprisionada la pierna a una persona y hay que levantarlo hasta que el herido pueda salir. El deportista de pesas será capaz de levantar el coche con relativa facilidad, pero no podrá aguantar ese peso suspendido durante mucho tiempo, ya que la presión sanguínea muscular se aflojará enseguida. En ese momento es cuando el deportista de isométricos entra en acción aguantando un peso superior a su capacidad, pero que solamente requiere eso: Ser mantenido; no es necesario ni alzarlo ni dejarlo caer. Con este sencillo ejemplo, se pueden valorar las diferencias entre ambos tipos de musculación y darse cuenta que ninguno es superior a otro; simplemente, son diferentes y complementarios.

La musculación isométrica permite el uso en cada contracción del 100 por 100 de nuestra fuerza, mientras que en la isotónica nunca son recomendables cargas que obliguen a más de un 70 por 100 del total.

Las mujeres, las personas delgadas genéticamente y los deportistas a los cuales una ganancia en peso muscular les pueda resultar fatal (corredores, saltadores, gimnastas, etc.) se verán beneficiados por este tipo de contracción.

Para que el ejercicio sea completo hay que realizar los esfuerzos en todo el recorrido muscular, o sea, ir alargando o encogiendo el músculo interesado hasta que lo hayamos trabajado en todas las posiciones.

A nivel estético, este tipo de musculación no cambia apenas la fisonomía, aunque sin embargo todos los músculos adquieren una gran definición y dureza. Una ventaja sobre cualquier tipo de musculación o entrenamiento es que se pueden realizar en sitios inverosímiles, como puede ser el coche, el Metro, el lugar de trabajo, viendo la televisión. No es sin embargo un buen método para adelgazar, ya que apenas se consumen calorías, no produce casi ácido láctico y no es aconsejable a hipertensos, ya que la tensión aumenta grandemente en cada esfuerzo.

Una variante del método isométrico olvidada en la gimnasia occidental, aunque no así en la oriental, son las contracciones isométricas, esto es, dada una posición cualquiera se contrae fuertemente el músculo que deseemos, sin necesidad de empujar, sujetar o levantar nada, solamente lo tensamos al máximo. Por ejemplo, ponga un brazo caído a lo largo del cuerpo, con la mano abierta y sin moverse tense bruscamente el antebrazo. Si lo toca, observará que está duro como una roca y sin embargo no hay nada que le obligue a contraerlo, solamente su voluntad. Una vez en esta posición, tense ahora la mano sin mover los dedos, luego el bíceps o el tríceps, y así cualquier otra parte del cuerpo.

Se dará cuenta de lo fácil que es tensar a voluntad cualquier músculo, solamente concentrándose en ello.

Una última variante isométrica consiste en imaginar que tenemos una fuerza imposible de vencer, que en realidad no existe. Para que se entienda, ponga sus manos como si tratara de empujar una pared, incluso coloque su cuerpo en la posición adecuada para este fin. Ahora empuje con todas sus fuerzas a esta imaginaria pared pero no se mueva en absoluto. En este momento habrá puesto en tensión máxima aquellos músculos que intervendrían si en realidad hubiera empujado. Como variante, puede incluso empujar la pared imaginaria y moverse en ese sentido.

Todas estas experiencias son extraordinarias pruebas para nuestro organismo y nos sumergen en universos nuevos, alejándonos un poco de la rutina de los trabajos de musculación habituales.

Entrenamiento isocinético

Un método de musculación que nunca alcanzó el auge que se merecía es el isocinético, en el cual la resistencia que hay que vencer es distinta en cada fase del recorrido.

Se comienza normalmente con una presión media, se incrementa en la fase intermedia y se finaliza con una tensión máxima al final, justo cuando el músculo está ya encogido al máximo y comienza a trabajar su antagonista.

En el mercado existen una gran variedad de muelles, tijeras y barras de torsión adecuadas para los ejercicios isocinéticos, y la manera de trabajar con ellos es tan diversa que solamente la imaginación marca el límite. El hecho de que con estos aparatos la máxima fuerza se ejerza al final es algo altamente positivo, ya que al comienzo del recorrido el músculo está tan distendido que apenas posee un 20 por 100 de su fuerza total, pero afortunadamente el aparato tampoco le ofrece mucha resistencia en esa primera fase, la cual se va incrementando a medida que lo vamos forzando, pero para entonces el músculo ya tiene un acortamiento que le permite aumentar su fuerza.

Al final, cuando tanto el aparato como el músculo han finalizado su recorrido, es conveniente aguantar unos instantes sin moverse para, posteriormente, retornar lentamente a la posición inicial. La mayor pega de estos aparatos es que con el uso pierden **tensión** y tampoco existen equipos adecuados para trabajar las piernas o los abdominales; casi todos están pensados para la parte superior del cuerpo.

Entrenamiento dinámico

Otro método de musculación injustamente tratado es el dinámico, del cual la gimnasia sueca, artística o el atletismo son un buen ejemplo. En ellos el deportista no lucha contra una máquina, y ni siquiera opone su máxima fuerza a nada, simplemente mueve su cuerpo una y otra vez.

No realiza ejercicios de potencia y la mejora en la musculación se logra más por la repetición del movimiento que por la fuerza que se le oponga. Anteriormente he dicho que este método recibe un trato injusto e incluso despectivo por los deportistas de elite, ya que se piensa que es más apropiado para adelgazar, para mujeres o para ejecutivos que para deportistas serios. A fin de cuentas, levantar una y otra vez la pierna no modifica esencialmente el cuerpo.

Quizá el deseo de compararnos con los demás, de medir nuestras fuerzas y habilidades o la idea de que la perfección física es algo a mostrar, ha motivado que la gimnasia sencilla sea considerada un deporte menor y que cualquier persona medianamente instruida se meta a dar clases a un grupo complejo de mujeres, varones y niños.

Puede que éste sea el motivo por el cual no es tenida en cuenta, la falta de buenos instructores, y no por sus cualidades.

La gimnasia dinámica constituye sin embargo un excelente método para conservar la forma física y la belleza, sin necesidad de que nuestro cuerpo sufra grandes modificaciones musculares. Mediante su práctica cotidiana el cuerpo adelgaza, se estiliza, se endereza y mejora en su conjunto interno, por más que externamente la persona que hace gimnasia no tenga nada que mostrar a los amigos.

Ni tiene grandes y fornidos músculos, ni es capaz de hacer piruetas en el aire y ni siquiera puede ganar un maratón; solamente ha mejorado su condición física general aunque no llegue a alcanzar categoría de atleta consumado. P
ero el tiempo no se detiene y estas personas, gracias a su constancia, tendrán una buena salud el resto de sus días, no necesitarán grandes y continuos esfuerzos para mantener su forma física, no sufrirán emocionalmente cuando vean que el paso de los años hace su mella y podrán seguir realizando sus ejercicios a cualquier edad y en cualquier lugar.

CAPÍTULO 5

Antes de comenzar a entrenar, pon en orden tus ideas

Los programas de ejercicios elaborados con cuidado y sin afán alguno de competitividad son beneficiosos para la salud física y emocional. Siempre se pueden obtener beneficios de un programa que sea agradable. Aunque son muy pocos los que rehusarían reconocer aspectos beneficiosos del ejercicio, serían más los que cuestionarían la posibilidad de gozar de él. La mayoría no entiende como se puede progresar físicamente si antes no se ha sufrido a causa de la dureza del entrenamiento. De no ser cierto esto, muchas de las personas que ahora no hacen ejercicio ante la aterradora idea del sufrimiento, se tornarían entusiastas de la idea. Se trata, pues, de investigar las razones de quienes no lo hacen y ayudarles a que lo hagan.

Pero antes de que dicho cambio se verifique, hay que hacer varias declaraciones concernientes al ejercicio.

1. En el sentido fisiológico, ejercicio y trabajo vienen a ser sinónimos. Independientemente de la etiqueta que se le ponga, los procesos bioquímicos se elevan en respuesta a las

65

mayores exigencias que les hacen las células, tejidos, órganos y sistemas corporales. Los sistemas no pueden valorar el estado metabólico aumentando en términos de sólo productividad (trabajo) o de goce (ejercicio), ya que esta valoración es un estado mental. Quizá éste sea el principal motivo por el cual el ejercicio dirigido y sensato produce fuertes beneficios a la persona y el trabajo profesional suele terminar minando la salud, aunque en algunas ocasiones se lleguen a parecer ambos tipos de actividades, como por ejemplo un descargador de camiones y un levantador de halterofilia.

Como nos movemos por motivaciones psicológicas, tendemos a realizar una y otra vez aquellas actividades más placenteras. Así pues, hay que centrar la investigación en una forma de ejercicio que sea tanto placentera como benéfica.

2. El dedicar mucho tiempo al ejercicio no es necesario ni justificable. Haciéndolo adecuadamente, se pueden lograr beneficios en corto tiempo.

3. No hay ningún programa de ejercicio «fundamental» total y absoluto, que además de ser beneficioso pueda realizarse en unos cuantos segundos.

El cuerpo humano es demasiado complejo para obtener beneficios duraderos de un momento fugaz de ejercicio y pocos deportes pueden asegurar un desarrollo completo de todo el organismo, incluidos los cinco sentidos corporales primarios y el desarrollo de la mente. Por supuesto, la natación no es el deporte más completo de todos, como se ha dicho durante largos años.

Tampoco es que estemos en contra de ningún aparato mecánico perfeccionado ni tampoco en contra de ningún régimen en particular. Sólo se trata de una atenta súplica para que se examinen las distintas modalidades deportivas y no se llegue a caer en el fanatismo de pensar que nuestro deporte es e] mejor y menospreciar los demás. Lo importante es que el ejercicio rinda buenos resultados fisiológicos y físicos y que éstos sean duraderos.

En un programa de ejercicios se debe combinar la mente con el cuerpo y permitir que se realice una relación armoniosa. El movimiento es una expresión física
externa que es controlada y guiada por un proceso mental y, por ende, interno. La mente no puede transmitir sus procesos sin ayuda del cuerpo, y éste es incapaz de desplegar un movimiento coordinado y directo sin ayuda de la mente.

El movimiento es una expresión de lo que la mente desea hacer, siendo los músculos el vehículo del movimiento, ya que es un tejido que posee la habilidad de contraerse cuando se le estimula. Independientemente del tipo de estímulo, la respuesta del músculo es invariable.

Los objetivos de un programa de acondicionamiento físico pueden ser varios. Dicho programa puede ser global o parcial y, sin tener en cuenta esto, el practicante deberá asumir que el cansancio va a llegar inevitablemente, sea cual sea el programa que elija. Ya sea la fatiga psíquica o corporal, lo cierto es que aparecerá, pero de lo que vamos a tratar es que aparezca lo más tardíamente posible y cuando lo haga sea soportable y beneficiosa para la salud.

Para lograr un programa de ejercicios saludables hay que tener en cuenta varias cuestiones:

1. Se debe establecer una meta de ejercicio y éste está condicionado por lo principal, deporte competitivo o mejoramiento físico.
   También es importante, en el segundo caso, diferenciar si será de mantenimiento de las cualidades actuales, reparadoras o de desarrollo. Cuando se trata de una preparación global para el deporte hay que pensar primeramente en un acondicionamiento cardiovascular y pulmonar.

Si se logra este objetivo se puede prolongar el tiempo dedicado a la actividad deportiva, mientras que se puede reducir sustancialmente el tiempo de recuperación de dicha actividad. La resistencia cardiopulmonar se puede desarrollar de muchas maneras, pero si se quiere un desarrollo óptimo hay que efectuar actividades que den como resultado un índice mayor de ventilación pulmonar.

Por ejemplo, las carreras normales -variando las distancias-, las carreras estacionarias y el salto con la cuerda, tienen todos unos grandes valores fisiológicos.
Entre las variaciones se pueden incluir actividades como subida de escaleras o escalamientos de pequeños obstáculos. Independientemente de las condiciones climáticas, de vecindario o de cualquier otra consideración de orden natural, social o psicológico, se debe desarrollar la resistencia cardiopulmonar. El grado de esfuerzo requerido depende de condiciones tales como duración, rapidez, frecuencia, etc., con que se realice la prueba. La frecuencia implica número, mientras que la rapidez indica celeridad. Por ejemplo, la duración del ejercicio puede reducirse aumentando la rapidez y la frecuencia. De esta manera, y aunque el resultado no sea el mismo, se puede desarrollar mucho más tiempo.

Esta resistencia cardiovascular también se puede desarrollar por medio de una participación deportiva más intensa y a través de una selección de adversarios más competentes que nos obliguen a un trabajo superior, aun a costa de un sufrimiento emocional aumentado.

En estos casos deberemos valorar muy cuidadosamente el tiempo de entrenamiento, ya que el esfuerzo superior así lo exige.

Si se desea que la resistencia cardiopulmonar se vuelva específica en un actividad deportiva, la participación en dicha actividad será más benéfica. Si se quiere que se vuelva general, lo único que se requiere es elegir una forma de carrera.

Lo que es obvio para el lector es que la selección de una actividad deportiva depende de la disponibilidad de instalaciones, del tiempo requerido para disfrutar de ellas y del requisito a veces imprescindible de tener compañeros con quien practicar. En realidad, es probable que la búsqueda de compañeros o adversarios constituya el principal problema, lo cual puede influir en la decisión para dedicarse a uno u otro deporte, por más que para la fase de acondicionamiento general no sean imprescindibles.

2. Al iniciar cualquier programa de ejercicios hay que consultar primeramente a un médico experto en deportes, con el fin de que valore nuestro estado de salud y nos indique cuál pudiera ser el ejercicio más adecuado, aunque la decisión final la tengamos que tomar nosotros mismos, ya que a fin de cuentas somos quienes mejor sabemos nuestra condición física real. En función por tanto de nuestro estado general así deberemos elegir actividades extenuantes o moderadas.

3. Hay que distribuir de manera adecuada períodos entre ejercicios con el fin de obtener el máximo beneficio fisiológico. El ritmo de entrenamiento debe ser lo suficientemente vigoroso, pero sin caer en el agotamiento cotidiano. En la fase de recuperación, hay que tomar una ducha refrescante, con lo cual se beneficia el cuerpo y la mente.

Constituye una falsa presunción el exagerar los progresos de la tecnología moderna; la televisión puede proporcionar la oportunidad de apreciar formas de comunicación y de arte; el automóvil es una necesidad y las sofisticadas máquinas para la musculación son un avance para el buen desarrollo del cuerpo, pero ninguno de estos tres elementos es imprescindible para mejorar nuestras actitudes fisiológicas. Incluso nos podemos volver más ineptos para la lucha por la supervivencia si caemos en una servidumbre total hacia ellos. Estamos tan fascinados por los progresos mecánicos en el deporte que quizá demos más importancia al precio de la raqueta de tenis que a la técnica misma, a las zapatillas de footing que a la buena pisada, o a la máquina de culturismo isocinética que a los músculos que en verdad deberíamos trabajar.

Todos los avances en material deportivo efectivamente nos simplifican las cosas, pero quizá sea más interesante acudir de cuando en cuando a nuestro entrenamiento sin más, solamente con los medios naturales que la vida nos pone a nuestro alcance. A veces, es más positivo realizar una sesión de musculación con troncos caídos de un árbol que con una máquina de placas.

Lo mismo que es imposible mejorar con unos pocos segundos de trabajo (con las excepciones de rigor), tampoco necesitamos horas para un progreso físico, ya que en la medida en que aumente nuestro trabajo así habrá de aumentar el descanso. De la misma manera, nuestro organismo es capaz de asegurarnos energía y capacidad suficiente para mantener el ejercicio extenuante y muy prolongado, aunque nos exija a continuación una reparación de los daños.

Aunque la variedad pueda ser interesante en otras facetas de la vida, puede crear confusión en los programas de ejercicio y será mejor que el deportista tenga solamente unas pocas posibilidades donde elegir.

No es necesario que pierda un tiempo valioso en hacer elecciones.

Existe así mismo el interés por el programa: Contracciones isométricas, contracciones isotónicas, entrenamiento en circuito, entrenamiento a intervalos, entrenamiento con pesas, entrenamiento de resistencia, etc. El problema también puede estar compuesto por la variedad de aparatos mecánicos, que pueden ser más costosos que un aparato de televisión e incluso que algunos coches pequeños, pero aun así están al alcance del bolsillo. Estos aparatos tan caros son muy variados pero no dan más beneficios que aquello que el mismo individuo permita o esté dispuesto a obtener de ellos.

Un deportista con poco interés o con mala condición física (edad o condición) nunca sacará provecho de sí mismo aunque la máquina con la que trabaje sea muy costosa...

Por tanto, y al igual que antes se dijo sobre las zapatillas o la raqueta, lo importante es el individuo en sí y sus ganas de progresar, y para ello no le será imprescindible ningún artefacto, ropa o utensilio especial, solamente su afán de progreso y el entrenamiento adecuado a este fin.

Pero justo es reconocer que, aunque los aparatos o utensilios no sean imprescindibles, lo cierto es que le ayudan a mejorar y en muchas ocasiones le impedirán tener lesiones.

¿Cuál es la mejor hora para practicar el ejercicio?

A esto no se puede responder de una manera tajante ni precisa, y lo único que se puede decir es que depende de la persona y su modo de vida. Algunos individuos pueden experimentar gran euforia si lo realizan al levantarse, incluso antes del desayuno, pero en estos casos la duración del ejercicio debe ser pequeña y moderada, ya que ni el organismo tiene reservas energéticas para realizarlo adecuadamente, ni el cuerpo ha alcanzado la plenitud de rendimiento que tendrá una horas después.

Si el ejercicio se realiza después del desayuno y por lo menos una hora después de haberse levantado, será un buen estimulante para el resto del día y el cansancio no será motivo de una baja en el rendimiento laboral. Es más, las experiencias dan como resultado una buena predisposición al trabajo rutinario después de una sesión matinal de ejercicios.

La mayoría de la gente, sin embargo, encuentra más cómodo realizar el ejercicio a última hora de la tarde, con lo que el reposo es bastante más reparador que a cualquier otra hora.

Lo esencial es contar con un índice de motivación y profunda constancia. Los dos factores son iguales de imprescindibles.

CAPÍTULO 6

¿A QUÉ EDAD SE ES YA VIEJO PARA PRACTICAR UN DEPORTE?

La edad de máximo rendimiento en los distintos deportes

No puede contestarse en términos generales cuál es la edad en que puede alcanzarse la máxima capacidad deportiva y en la medida en que las razas se perfeccionen genéticamente las cosas seguirán variando. Hace apenas cincuenta años un deportista de 30 años estaba considerado ya viejo y se le relegaba a labores de monitor o preparador. Hoy día el envejecimiento más tardío de la población está prolongando cada vez más esta cifra y ya nadie se considera acabado a los 40 años.

La práctica nos ha enseñado que los ejercicios de máxima velocidad son posibles a cualquier edad (al menos aquellos que no duren más de 30 segundos), que los de resistencia pura a ritmo moderado son más adecuados pasados los 25 años, que los de técnica son apropiados solamente para deportistas de larga experiencia, que los juegos de acrobacias son indicativos de la infancia y la adolescencia, que los de corta duración (jabalina, exhibiciones) no requieren una edad específica y que aquellos que entrañan riesgo físico (alpinismo, espeleología, automovilismo, paracaidismo) son muy adecuados a personas que en su juventud fueron grandes deportistas.

La edad teóricamente perfecta no existe y si nos fijamos en los atletas de cualquier año, en la modalidad de atletismo, nos daremos cuenta de las diferencias tan notorias de edades. Si estas comparaciones las pasamos al culturismo, el golf, la equitación, etc., veremos que las comparaciones comienzan a ser odiosas.

Observemos la tabla adjunta:

DEPORTE	EDAD IDÓNEA
Carrera 100 m	22,1
Carrera 400 m	23,8
Carrera 800 m	25,0
Carrera 1.500 m	25,5
Carrera 5.000 m	27,5
Carrera 10.000 m	28,7
Maratón	39,9
Salto de altura	22,8
Salto de longitud	23,8
Lanzamiento de martillo	29,8

Y esta tabla fue publicada en 1980. Desde entonces las cosas han mejorado bastante y la edad máxima ha ido en aumento.

El Instituto Central de Investigación de Cultura Física de Moscú calculó la edad promedio de los cincuenta mejores atletas en el momento de máximo rendimiento en su especialidad y los resultados fueron publicados con las naturales sorpresas de los entrenadores. El promedio de edad sube de acuerdo con los requerimientos de resistencia aeróbica. En los saltos, donde se necesita fuerza explosiva y buena flexibilidad, la mejor edad es relativamente baja, pero en cuanto comienza a desempeñar un papel importante la técnica o la experiencia, la edad promedio aumenta enormemente, quizá porque el atleta experimentado sabe usar sus músculos, relajando y contrayendo a voluntad todo su cuerpo. Como se dijo en alguna ocasión, «se vuelve más elegante». Los ejercicios como el lanzamiento de pelota, martillo o jabalina requieren, además de fuerza, una técnica muy pulida.

Una vez adquirida ésta, esos ejercicios pueden realizarse con buena capacidad de rendimiento durante un período relativamente largo. La paulatina pérdida de fuerza producida por la edad se compensa, en parte, con la técnica.

El entrenamiento de las personas mayores

Hemos visto que el desarrollo normal del rendimiento muestra la forma típica de una curva vital. Un ascenso en la juventud quizá muy brusco, una culminación entre los 20 y 40 años, y un descenso progresivo a partir de entonces, que será más acusado según la persona, el deporte y el esfuerzo físico que haya realizado en sus comienzos. En la medida en que el esfuerzo ha sido más intenso en los primeros años, así de rápido caerá la forma física. De lo que se deduce que los sobreentrenamientos y el machaqueo continuo acorta la vida deportiva útil; como si el cuerpo se quemase o agotase de manera similar a la batería de un coche. Un entrenamiento de mediana intensidad durante los diez primeros años nos dará como resultado una vida deportiva prolongada.

La causa debe buscarse en las alteraciones estructurales y químicas que se producen en el envejecimiento. Las posibilidades de ampliar el rendimiento en épocas muy altas han adquirido hoy día mayor importancia a causa, en primer lugar, de las mayores expectativas de vida (superiores a los 70 años), y en segundo lugar, a los de-seos de las personas llamadas de la tercera edad de continuar practicando algún deporte. En Europa, por ejemplo, existen hoy más de 80 millones de personas mayores de 60 años, y estas cifras ascenderán aún más en los próximos años, y ello implicará, por supuesto, un aumento de las instalaciones dedicadas al ocio.

Por todo ello, parece ser que el tiempo dedicado a trabajar no va a ser aumentado--permaneciendo en los 65 años--y el tiempo dedicado al descanso se prolongará mucho más, con el aliciente de vivir con un cuerpo más sano y fuerte durante el resto de la vida.

Una de las causas más normales del decaimiento físico son las afecciones circulatorias, motivadas principalmente por la falta de movimiento. Este incremento de las enfermedades circulatorias solamente se da en los países altamente civilizados, y dentro de ellos en determinados grupos profesionales. La población dedicada a trabajos físicos pesados está casi siempre libre del aumento de tales afecciones, pero por contra suelen padecer con más frecuencia problemas articulares. Lo más importante es dosificarse desde tempranas edades y compensar con el ejercicio racional las alteraciones que provocan las profesiones.

Los estudios acerca de la reacción circulatoria bajo esfuerzo resultan de especial interés. La suma total de pulsaciones, o sea, las pulsaciones producidas durante el trabajo y las que después se cuentan en la fase de reposo, dependen principalmente de la edad.

Otro indicador importante de la circulación son las pulsaciones de recuperación, cifra que suele ser más importante que la anterior, ya que indica la facilidad del organismo para acomodarse a cualquier circunstancia adversa. Una persona de 70 años puede alcanzar fácilmente las 150 pulsaciones al minuto en la fase de recuperación, mientras que un joven es fácil que vuelva a los 70 latidos al cabo de tres minutos de descanso.

En la medida que aumenta la edad también disminuye la capacidad funcional de los órganos respiratorios, siendo la causa principal las alteraciones de la caja torácica, así como la deformidad de la columna vertebral y la osificación de los cartílagos costales. Además, la elasticidad pulmonar es menor y se presenta un ligero enfisema.

De todo esto resulta que el aire residual aumente y por tanto la admisión del aire limpio se realiza con dificultad.

El valor límite de la respiración pasa de los 126 litros que se tenía a los 25 años, a los 90 litros entre los 50 y 70 años. Otro inconveniente es la pérdida del tejido respiratorio y la menor difusión del oxígeno a los alvéolos.

En resumidas cuentas, los estudios de la función respiratoria muestran que hay merma al avanzar la edad, igual que en la función respiratoria. Afortunadamente, la práctica de un ejercicio moderado, acompañado por estiramientos periódicos, la supresión de la carne y el consumo de antioxidantes dan como resultado una disminución espectacular de los síntomas de la vejez.

El no interrumpir las actividades deportivas practicadas en los años jóvenes proporciona una ausencia casi total de los síntomas producidos por la edad.

El tenis con un compañero de la misma edad, las carreras campo a través con meta definida, la natación en piscinas climatizadas o playas templadas, el remo en estanques, la gimnasia de mantenimiento, el culturismo, los juegos de pelota así como las excursiones a pie, producen un mantenimiento de las facultades hasta muy lejanas edades.

Solamente los deportes puramente competitivos, en

los cuales ganar sea más importante que el ejercicio en sí, pueden ser perjudiciales, ya que el estrés psíquico por no dejarse ganar hace sufrir a la persona, a lo que hay que añadir el sobreesfuerzo que se realiza sin apenas darse cuenta.

El problema de recomendar a una persona el tipo de ejercicio más conveniente a realizar pasa por la seguridad de si verdaderamente el ejercicio practicado sin interrupción durante toda la vida es más saludable que alternarlo con largos períodos de descanso, cual si de una hibernación se tratase.
Aquellos que fueron grandes atletas en su juventud y posteriormente abandonaron la práctica deportiva suelen encajar mal el retorno al ejercicio, ya que pretenden volverlos a realizar con una intensidad y unos logros similares a los de antaño; al no conseguirlos sufren grandemente y piensan que es cuestión simplemente de esforzarse. Una persona de 60 años, deportista activo, puede esperar tener una condición física similar a un no deportista de diez años menos, e incluso 20 menos, pero nunca deberá compararse consigo mismo cuando era joven.

Las investigaciones sobre el estado del corazón en esas personas demostraron que no suelen tener ninguna insuficiencia cardiaca de importancia e incluso se puede mejorar la facilidad para absorber oxígeno si se practica deporte.

La práctica del ejercicio físico, a su vez, servirá

para paliar los efectos de una alimentación rica en grasas saturadas, aunque no tanto como ocurrirá de suprimir sin más las grasas.

Las personas no entrenadas, comparándolas con los deportistas bien entrenados, tienen un volumen cardiaco bastante mayor que los sedentarios. En ninguna edad, por tanto, es más necesaria la actividad física que pasados los cuarenta aunque lamentablemente la mayoría de las personas dejan de hacer deporte al llegar a los 30, sobre todo si han sido competidores o profesionales.

Solamente aquellas personas que han realizado ejercicio puramente por placer, sin competir, suelen prolongar el entrenamiento hasta altas edades, ya que, a fin de cuentas, no tienen a su lado nadie que les indique si su rendimiento es mayor o menor.

Estudios recientes han demostrado que el corazón no se ve perjudicado en absoluto por la práctica del deporte y que el aumento de la actividad cardiaca es siempre beneficioso.

La posibilidad de muerte prematura nunca se da si la persona evita los sobreesfuerzos repetidos. El esfuerzo a partir de los 40 años debe realizarse con mucha cordura si queremos obtener un beneficio óptimo, y las formas competitivas solamente son útiles a tempranas edades y cuando no está en juego ni el trabajo ni el dinero.

CAPÍTULO 7

CAMBIOS QUE SE PRODUCEN EN NUESTRO ORGANISMO AL ENTRENAR

Aunque todo el sistema orgánico se modifica cuando le sometemos a una sobrecarga, serán el corazón y los pulmones los órganos que más acusen el entrenamiento deportivo. Alrededor de ellos, la circulación sanguínea, las glándulas endocrinas, el sistema muscular y esquelético, así como el hígado, se verán sometidos igualmente a diversas adaptaciones.

Como la sangre es el vehículo que transporta el oxígeno, hay una serie de reacciones nerviosas, químicas, físicas y hormonales, destinadas a aumentar la adecuada distribución de la sangre en la periferia y el volumen minuto del corazón para proporcionar suficiente oxígeno al músculo.

Cómo nos adaptamos al ejercicio

Hasta que se inicia una mayor irrigación que accione un gran número de procesos funcionales, pasa un cierto tiempo durante el cual tiene lugar la generación anaeróbica de la energía. En este proceso se forman metabolitos como el ácido láctico, pirúvico, etc, que causan una modificación del pH en sentido ácido.

Por eso, en el comienzo de todo rendimiento se halla siempre un trabajo anaeróbico (sin oxígeno), ya que la adaptación pulmonar aún no se ha realizado y por tanto no puede cubrir las necesidades de oxígeno. Tenemos, por tanto, una prueba inequívoca de que se necesita en cualquier actividad deportiva el entrenamiento anaeróbico. Una vez pasada esta primera fase, el organismo deberá pagar su deuda en oxígeno y las primeras demandas serán muy altas, dándose el caso frecuente de que el deportista acuse una gran fatiga en los primeros minutos de entrenamiento.

Este cambio inicial de adaptación es el más complejo de todos. Por una parte, las distintas acciones químicas facilitan los cambios en el sistema vascular, y por otra, el aumento de acidez facilita la captación de oxígeno por los músculos. Una vez acomodados éstos, la demanda cardiaca aumenta y, ayudado por el sistema nervioso vegetativo, el corazón se ve forzado a aumentar el rendimiento.

El volumen minuto del corazón, del cual depende mayormente la absorción de oxígeno, aumenta de una manera uniforme, aunque siempre por debajo de las necesidades de oxígeno que el organismo requiere. Si el trabajo del corazón y la demanda fueran paralelos, nunca aparecería el cansancio.

La absorción de oxígeno depende pues de:

- El volumen minuto del corazón.
- El aprovechamiento de oxígeno a nivel vascular.

El volumen minuto del corazón está determinado por el número de latidos y el volumen de sangre que se envía en cada latido. Mediante el entrenamiento aumentan ambas cosas, pero mientras en el deportista no entrenado aumenta la frecuencia de pulso, en el entrenado solamente aumenta el volumen de la sangre en el sístole.
Los factores que condicionan que aumente el caudal de sangre enviado por las arterias a los músculos son:

1. Bajo un impulso central, se produce un aumento del tono simpático, al mismo tiempo que disminuye el parasimpático, lo que produce la llamada adaptación ergotrópica.

2. La musculatura puesta en movimiento genera una fase química, la cual se encarga de regular el volumen de sangre y al cabo de diez segundos serán las células las encargadas de regular la irrigación sanguínea.

3. Como antes se dijo, la acidificación de la sangre, así como el aumento de la presión del bióxido de carbono, estimulan el trabajo cardiaco.

4. La disminución de la resistencia periférica producida por la dilatación vascular y la disminución de la presión producen un aumento del volumen minuto y una mayor irrigación de la musculatura que trabaja.

Aun así, puede darse el caso de que a pesar de que todos los factores orgánicos estén en orden la fatiga muscular impida la continuación del ejercicio. Esto suele ocurrir cuando se trabajan pocos músculos y mucho más si hacemos ejercicio sentados o echados, ya que entonces el trabajo cardiaco es muy pequeño a escala general y la fatiga se localiza en una zona reducida del cuerpo.

Solamente cuando ponemos en movimiento más del 40 por 100 de la musculatura general es cuando resulta decisivo el traba30 cardíaco y pulmonar. Esto, que pudiera parecer negativo, se puede realizar con bastante eficacia cuando queremos entrenar algún músculo determinado durante largo tiempo y queremos evitar lo más posible la aparición del cansancio.

Esto explicaría por qué actividades aparentemente poco intensas, como es el escribir a máquina, planchar, fregar o caminar, puede producir fuerte agotamiento aunque el ritmo cardíaco apenas se modifique.

Efectos sobre la circulación, los pulmones y el corazón

El factor que limita el rendimiento en los ejercicios prolongados es básicamente la cantidad de oxígeno que el organismo es capaz de absorber y por tanto la cantidad que de éste puede pasar a los músculos para generar energía. Cuanto más oxígeno pueda absorberse mayor será la resistencia, y esto es algo que los fumadores saben cuando se incorporan a un deporte. En la misma medida en que dejan de fumar así será su resistencia.

En la persona no entrenada la capacidad máxima de absorción será de apenas tres litros (si es fumador no llegará ni a dos), mientras que en los deportistas se alcanzan con facilidad los cinco y siete litros. Las personas no sanas también acusan esta disminución, mucho más aquellas aquejadas de problemas circulatorios, hepáticos o de bazo.

Para que la absorción se realice correctamente es condición previa que la masa muscular sea los suficientemente grande como para que se realice una solicitud cardiaca suficiente, y esto solamente se puede lograr cuando al menos un 40 por 100 de la masa muscular está trabajando. Con cargas inferiores, el factor decisivo no es la circulación sino la capacidad metabólica celular.

Otros factores que desempeñan un papel importante son la adecuada distribución de sangre en la periferia y el aprovechamiento de oxígeno por los tejidos. Ambos factores se ven grandemente afectados cuando el régimen alimenticio no es el correcto, ya que en presencia de grandes niveles de grasas saturadas, la pared arterial se obstruye y el intercambio sangre-músculo se realiza con dificultad.

Una de las condiciones básicas para mejorar el rendimiento es aumentar el volumen de sangre en cada latido, ya que de esta cantidad dependerá el suministro de oxígeno. En el supuesto de que queramos ir más lejos y deseemos aumentar las cavidades cardiacas con el fin de que sea mayor el volumen de sangre cedido a las arterias, deberemos someter al deportista a un entrenamiento aeróbico (footing o carreras), que es el mejor modo de que aumente esa cavidad, ya que el sprint o el trabajo a intervalos solamente mejorará la pared cardiaca, en el sentido de dotarla de mayor resistencia y flexibilidad.

Los esfuerzos de corta duración, incluidos el salto, el lanzamiento o la gimnasia con aparatos, no produce ninguna hipertrofia esencial del corazón, ni a nivel de cavidad ni en la pared, aunque sí se notan cambios de importancia en el sistema muscular y óseo. En los ejercicios de resistencia, cuanto más cansado sea el ejercicio más aumentará el corazón, y así nos encontramos con que los mejores atletas suelen tener el corazón más grande de lo correspondiente a su peso, lo que en numerosas consultas se ha interpretado como anomalía o, más benévolamente, corazón de atleta.

En las radiografías se ven claramente estos cambios y los deportistas de alta competición suelen tener los ventrículos claramente aumentados y esto se traduce en un corazón más voluminoso. La hipertrofia del lado izquierdo produce un alargamiento del arco ventricular y una mayor redondez del vértice. La hipertrofia derecha alarga el borde cardiaco derecho. Todos estos cambios se notan mejor cuando el deportista está en decúbito.

Acudiendo a un médico no experto en cuestiones deportivas nos podremos llevar un susto al establecer el diagnóstico, ya que esta hipertrofia puede confundirse con una insuficiencia y no como una adaptación lógica al ejercicio.

Por deportes, el que mayor promedio de aumento de volumen cardiaco produce en primer lugar es el remo con 1.098 cm3, seguido de los ciclistas profesionales con 1.083, los corredores de maratón con 992, los de media distancia con 977 y los patinadores sobre hielo con 911. Los profesionales de la halterofilia alcanzan los 837 cm3, siendo superados por los boxeadores, que llegan a los 859.

En un plano más modesto están los yudocas y peleadores de full contact con 845 cm3, los culturistas con 771 y los practicantes de gimnasia sueca con 770 cm3. Las personas normales, sanas y con una actividad física normal, apenas llegan a los 757 cm3.

La controversia en torno al termino "corazón de atleta", fue motivada principalmente por una errónea interpretación del músculo cardiaco al juzgarlo como órgano aislado.

Así, se pasó por alto que mirándolo aisladamente los controles nerviosos no influyen de igual manera. El corazón sufre una adaptación cuando es sometido a una mayor carga de volumen o a una mayor presión y lo hace mediante el agrandamiento de longitud diastólica de las fibras, o sea, mediante una mayor tensión inicial en cada una de ellas. Esto deja bien claro que los mecanismos regulatorios se hallan en el corazón mismo y no en el sistema nervioso vegetativo.

En el corazón del atleta la cantidad de sangre que queda después de un sístole es mayor que en el no entrenado, cumpliendo esta sangre una misión de reserva, facilitando también la acción neurohumoral. Por simplificarlo de alguna manera, el corazón del atleta posee, incluso en reposo, un llenado suficiente y por tanto también tiene la suficiente presión inicial en la fibra miocárdica, lo que se traduce en un buen rendimiento desde los primeros momentos de entrenamiento o la prueba. La fase de adaptación, por tanto, es más rápida y eficaz que en las personas no entrenadas.

CAPÍTULO 8

BENEFICIOS DEL EJERCICIO

Los ejercicios realizados con cuidado son siempre beneficiosos para la salud y se debe procurar que sean agradables de ejecutar y no supongan sufrimiento alguno. Naturalmente, no es lo mismo hacer un programa para un deportista que tiene previsto participar en una competición, que hacerlo para una persona que solamente busca "estar en forma".

Psicológicamente buscamos realizar siempre aquellos programas que nos son placenteros y en este sentido debe dirigirse el entrenamiento, realizando con preferencia aquellos ejercicios que nos proporcionen al mismo tiempo placer y mejora física.

El cuerpo humano, por desgracia, olvida pronto el buen trato que le hayamos dado anteriormente y nuestra forma física disminuye rápidamente en cuanto dejamos de ejercitarnos. Por eso, el entrenamiento debe ser continuo, pero guardando las pausas necesarias de recuperación.

Pero antes de fijarse un programa hay que plantearse para qué lo vamos a hacer: ¿solamente para conservar la salud? ¿O es para mejorar una deficiencia física? También es normal que lo hagamos para participar en competiciones deportivas, en cuyo caso el entrenamiento será diferente a como sería en los casos anteriores.

Voy a establecer algunas diferencias:

1. **Individuos que solamente buscan conservar la salud y lograr una mejora física:**

En estos casos una gran mejora cardiopulmonar basada en ejercicios de resistencia no tendrá ningún sentido e incluso podría provocar pérdidas importantes de vitalidad.

Se deberá poner énfasis, sobre todo, en mejorar la elasticidad, la flexibilidad, la potencia, el tono muscular y aumentar los reflejos y el sentido del equilibrio. Mediante un programa así, y guardando un intervalo de cuarenta y ocho horas entre clase y clase7 el individuo en cuestión podrá hacer deporte durante toda su vida e incluso cuando llegue a viejo.

Por tanto, no deberá realizar "footing", levantamiento de grandes pesas ni ejercicios de gran velocidad. Su alimentación será equilibrada con un ligero aumento de las proteínas y disminución de las grasas. Necesitará aumentar la ingestión de grasas de origen vegetal (aceites de maíz, girasol o soja) y es posible que le sean útiles suplementos vitamínicos, especialmente aquellos que contengan mayor cantidad de vitaminas A y E.

2. Individuos que van a participar en competiciones o deseen dedicarse profesionalmente al deporte:

Deberán poner especial énfasis en mejorar la capacidad cardiopulmonar y el acondicionamiento de los músculos interesados.

El "footing", el "interval-training", así como las subidas en cuesta y escalera, deberá practicarlos en días alternos. La musculación y aumento de fuerza de aquellos músculos que va a necesitar serán parte vital de su entrenamiento.

Deberá también tener cuidado en el aspecto psíquico y, ante cualquier temor o duda, ser aconsejado por un experto. La alimentación y los fármacos habrá que seleccionarlos con minuciosidad.

Un cuerpo sin ejercitar rinde poco más del 27 por 100 de su capacidad energética, pero puede aumentar hasta el 60 por 100 si el trabajo ha sido correcto. El corazón es uno de los grandes beneficiados de esta práctica cotidiana, ya que aumenta su fuerza, resistencia y eficacia en un 27 por 100 en reposo, con relación a otro no entrenado, y bombea hasta un 50 por 100 más de sangre durante un ejercicio vigoroso.

El ritmo pulsátil también varía y, mientras en una persona no entrenada la frecuencia oscila entre 70 y 90 pulsaciones por minuto, el corazón del deportista baja a 60 e incluso a 50 ó 40, como fue el caso de Bruce Lee. Por este motivo, el corazón que late menos veces tarda más en fatigarse y su longevidad es mayor.

Anatómicamente, con la práctica del deporte se forman nuevos capilares, con lo que se incrementa el aporte de oxígeno, el miocardio se robustece y las paredes se tornan más elásticas.

Las transformaciones en los pulmones son también importantes, notándose un aumento de la cantidad de aire inhalado y mayor facilidad para el intercambio de gases.

En el sistema nervioso los beneficios son muy apreciables, mejorando notablemente la coordinación, capacidad de respuesta a un estímulo y ausencia de tensión previa.

A la larga, la persona que practica ejercicio quizá no viva más que otra sedentaria, pero lo que sí es cierto es que vivirá mejor y con menos enfermedades. La decadencia en las habilidades, que comienza a notarse a partir de los 35 años y se hace notoria a los 60, no se hace palpable en un deportista hasta llegar a los 50, decayendo lentamente, para llegar a los 80 con un estado físico comparable a otra persona de 60 años no deportista.

Por tanto, a medida que nuestra edad crece, las diferencias son más importantes entre aquellas personas entrenadas y las que no lo están.

¿QUIÉN TRABAJA MAS?

Aunque estas cifras son puramente orientativas y sujetas a multitud de factores, voy a tratar de analizar qué cantidad de energía se requiere para realizar diferentes tipos de actividades cotidianas.

En orden ascendente, el escalón más bajo estaría en limpieza del suelo, pintar paredes, los trabajos de bricolaje y carpintería y el serrar a mano. Es fácil comprender por qué el ama de casa, a pesar de lo rutinario y pesado de su labor, engorda; esto se debe a que su consumo energético es muy bajo, lo mismo que el de aquellas personas convencidas de que hacen ejercicio por el mero hecho de pintar su casa o arreglar un armario.

En el segundo apartado están aquellas actividades realizadas fuera del hogar, como son, también en orden creciente, el segar con motor, segar a mano con segadora manual, escarbar y limpiar la hierba, cavar con pico, cavar con pala y segar con hoz o guadaña.

En cuanto a profesiones, las más sedentarias, incluso mucho más que las del ama de casa, son aquellas que nos obligan a permanecer sentados, seguidas de los conductores de vehículos y los camareros.

Los mecánicos y los obreros de la construcción estarían unidos en el mismo grupo, pero distanciados de aquellos profesionales de la venta que se ven obligados a caminar todos los días.

No obstante, ninguna actividad laboral puede compararse en cuanto al gasto energético a los deportes, aunque en éstos existen diferencias muy notables, como veremos a continuación.

Para mayor comprensión, los he clasificado por números, siendo el uno aquel que menos gasto calórico requiere.

Golf: Aunque las distancias recorridas suelen ser bastante extensas, se hacen lentamente, por lo que el gasto calórico es mínimo. Se necesitarían más de diez kilómetros diarios para notar beneficios. El acto de tirar la pelota supone un esfuerzo medio, pero dura solamente una fracción de tiempo.

Ping-pong: El estar de pie es agotador, pero solamente a causa del deficiente riego sanguíneo que ello conlleva. El cansancio que se nota jugando al ping-pong se debe primordialmente a la concentración visual y nerviosa que el juego demanda, no a la fatiga muscular.

Culturismo: Dado que es una actividad aeróbica y lenta, el gasto calórico también es pequeño. No sirve como método para adelgazar, ya que, muy al contrario, el culturista necesitará ganar algunos kilos si quiere dar volumen a sus músculos.

Remo: Me refiero al que se realiza en parques, lagos o ríos mansos. Aunque es un trabajo limitado a los hombros, brazos y espalda, y efectuado lentamente, el hecho de que sea continuado y con un esfuerzo muscular medio, sirve para quemar alguna caloría.

Patinaje: Si se trata del que se realiza en pistas de cemento y con patines de ruedas, el esfuerzo tampoco es muy importante, ya que interviene más la técnica correcta en los desplazamientos que la fuerza. No obstante, el ejercicio es continuo y se requiere también el trabajo con los brazos y la cintura.

Tenis: El esfuerzo en este deporte se realiza a intervalos y las pausas suponen un alivio importante. El gasto calórico es medio.

Gimnasia sueca: Esta actividad es también conocida como gimnasia de mantenimiento. Aunque no debe constituir un esfuerzo agotador, el hecho es que se trabaja todo el cuerpo a una intensidad mediana y el gasto calórico comienza a ser notorio.

Gimnasia con música: Aunque los ejercicios son similares a los realizados en la gimnasia sueca, la cadencia del movimiento es mayor y continuada. Además, la música crea un efecto psicológico estimulante que obliga a trabajar más al alumno, sin que éste sea consciente.

Kárate: Hay que distinguir aquí el trabajo en el gimnasio del realizado en las competiciones. En éstas, aunque el estrés nervioso es muy importante no lo es así el desgaste calórico, ya que los esfuerzos son muy rápidos pero de corta duración. El trabajo en el gimnasio, por el contrario, es bastante intenso, sobre todo al comienzo durante la fase de calentamiento. En este apartado quedan englobadas las otras artes marciales similares, tales como el Kung-fu, Taekwondo, Kenpo, etcétera.

Footing: Ejercicio totalmente aeróbico y que cifra su gran gasto calórico en la duración y no en la intensidad. Para que los beneficios sean palpables, será necesario correr un mínimo de quince minutos tres veces en semana.

Fútbol: En este deporte intervienen dos de los tres factores básicos para el gasto calórico: duración e intensidad. El otro factor, la continuidad, no se da, ya que el deportista tiene tiempo para reponerse entre sus jugadas.

Judo: Aunque en este deporte el calentamiento es similar al que se realiza en el resto de las artes marciales, no ocurre lo mismo en los combates, en los cuales el trabajo es muy intenso y sin pausa. Los competidores se ven obligados a no aflojar en ningún momento la tensión muscular, ya que esto supondría la contra inmediata de su compañero.

Gimnasia rítmica: Deporte muy completo, en el cual se ejercitan la mayoría de las facultades humanas, entre ellas la coordinación, equilibrio, plasticidad, musculación, flexibilidad y resistencia. El gasto energético es muy importante, tanto durante el entrenamiento como en las competiciones.

Danza: Ésta es similar a la gimnasia rítmica, en cuanto al trabajo corporal, pero con un ritmo aún mayor, lo que implica un desgaste más intenso.

Trapecistas: El factor miedo de este espectáculo y la necesidad de poseer una musculatura excepcional hacen del trapecista uno de los hombres mejor preparados físicamente. La precisión necesaria para ejecutar su trabajo les obliga a un entrenamiento en el que no caben ni el desánimo ni la fatiga.

Boxeo: Los practicantes de este deporte tienen un trabajo corporal lindante con el sufrimiento y por tanto sujeto a un enorme desgaste físico y psíquico. El daño corporal que se ven obligados a soportar, tanto durante los entrenamientos como en los combates, les supone un gasto energético muy intenso.
No hay más que fijarse en el estado que acaban a partir del quinto asalto. El Full contact es aún más duro, ya que sus peleadores se ven obligados a pegar patadas.

Rugby: En este deporte-espectáculo también se juntan una serie de factores que fatigan enormemente a sus competidores. Las veloces carreras, las luchas cuerpo a cuerpo, la enorme agresividad de sus oponentes, así como los repetidos y violentos encontronazos, le hacen merecedor de puesto tan alto.

Maratón: El rey de los deportes, en cuanto a esfuerzo físico. La prueba del enorme desgaste físico a que son sometidos esos hombres la vemos en su aspecto exterior: delgados, ojos hundidos y faz con la expresión externa de inmenso sufrimiento. Las fases preparatorias son extenuantes y numerosos hombres quedan dañados en su salud para siempre e incluso mueren en el intento o días después. El corazón, hígado y todo el sistema muscular son sometidos a un esfuerzo para el que no está calculado y, aunque se soporta, lo hace a costa de arruinar la salud.

CAPÍTULO 9

DIFERENTES TIPOS DE EJERCICIOS

Ejercicios de flexibilidad

Son imprescindibles para lograr que las articulaciones alcancen su movimiento completo, lo que permitirá a los músculos un trabajo correcto. Actualmente se efectúan durante el entrenamiento de todos los deportes y contribuyen en gran manera a mejorar las marcas anteriores.

Estos ejercicios lubrican adecuadamente los espacios interarticulares, evitando la degeneración precoz o la artrosis. Contribuyen a dar elasticidad a los músculos, lo que facilita su rápida respuesta a un estímulo y sirven también como método rápido para reponer energías después de un duro entrenamiento.

Las principales articulaciones que hay que ejercitar son éstas:

- Articulaciones fibrosas, como son las compuestas por parejas de huesos (tibia y peroné, cúbito y radio) y que están unidas mediante una membrana interósea. Permiten realizar el giro del pie y la mano.
- Articulaciones sinoviales, cuyo extremo del hueso está protegido por un cartílago blando y envuelto a su vez en una cápsula rodeada

de una membrana sinovial de naturaleza grasa, que actúa como lubricante. El codo, el tobillo y el hombro pertenecen a este grupo de articulaciones que disponen de movimientos muy amplios, deslizándose entre sí gracias a la película grasa que las protege.

El codo es una articulación en forma de bisagra y por tanto, aunque el movimiento sea amplio, solamente puede efectuarse en una sola dirección, norma también aplicable al tobillo. Por eso desconocer el tipo de articulación es exponerse a lesionarla, al obligarla a efectuar un movimiento para el que no está preparada.

El hombro dispone de una articulación que encaja en otro hueso, por lo que el movimiento puede realizarse adelante, atrás, afuera y adentro, pero siempre con suavidad, ya que se desencaja con facilidad.

- Articulaciones cartilaginosas son aquellas cuyos extremos están protegidos por una lámina fibrocartilaginosa. De recorrido muy corto, necesitan unirse a otras articulaciones más próximas para lograr que el movimiento sea amplio, como ocurre en la espina dorsal, en la que una sola vértebra apenas tiene movimiento, pero la unión de varias nos permite un recorrido más grande.

Ejercicios de potencia

Son fundamentales para lograr que los músculos protejan a las articulaciones y nos proporcionan fortaleza, seguridad y velocidad en la arrancada.

Las formas básicas para ejercitar la fuerza son tres, a saber: isométrica, isotónica e isocinética.

En la primera, la *isométrica,* el ejercicio se realiza sin movimiento y con los músculos en tensión máxima, tratando de vencer una resistencia. Pueden realizarse en cualquier momento y lugar, notándose la mejoría en seguida. Con solamente tres minutos diarios podemos ejercitar el cuerpo entero y no existe peligro de daño en las articulaciones, ya que éstas no se mueven.

La presión no se debe mantener más de tres segundos y hay que efectuar el ejercicio en todas las posiciones del músculo y nunca en una sola.

No proporcionan resistencia al ejercicio pero sí el que podamos mantener una tensión durante largo tiempo, como pudiera ser el caso de un combate de judo, durante el cual ninguno de los competidores afloja su presa. El "echar un pulso" es un ejemplo de ejercicio isométrico.

La musculación *isotónica* es aquella en la cual se utilizan pesos, que pueden ser tanto el propio cuerpo como otros externos.

La contracción repetida de un músculo genera un aumento de su tamaño, así como de la fuerza, pero siempre y cuando trabajemos con pesos cada vez mayores, hasta llegar a nuestro límite, que queda fijado por la resistencia del propio músculo o sus ligamentos y por la aparición de dolor o fatiga. Sobrepasar estos umbrales nos provocará irremediablemente algún tipo de lesión.

La repetición continuada de un ejercicio de musculación nos proporcionará resistencia a la fatiga y si lo realizamos muy rápidamente ganaremos velocidad, pero el músculo no aumentará de volumen, aunque sí su definición. Al final del entrenamiento se hace imprescindible algún ejercicio de estiramiento.

Los ejercicios *isocineticos* son una mezcla de los dos anteriores y se suelen realizar con aparatos que controlan la intensidad de la fuerza ejercida. Mediante la utilización de aparatos diversos, o simplemente aumentando la resistencia, tendremos que repetir el ejercicio muchas veces, pero con poco esfuerzo.

Otros tipos de ejercicios

En este apartado debemos hacer análisis de los siguientes: *ejercicios pasivos,* cuyo mejor ejemplo es el yoga, o las muchas variantes de relajación y respiración.

No son en principio un ejercicio, pero pueden servir de complemento para tonificar o nutrir adecuadamente los músculos. Mejoran la flexibilidad y elasticidad, ayudándonos también a no contraer los músculos inadecuadamente o en momentos poco propicios, lo que ocasionaría un agotamiento prematuro.

El masaje y los movimientos articulares realizados por otra persona son otra forma de ejercicio pasivo, pero que no proporcionan ningún aumento de la potencia ni nos mejoran la capacidad para hacer un deporte. Ayudan, eso sí, a mejorar el flujo sanguíneo y a ganar elasticidad. Son muy útiles al finalizar un entrenamiento agotador.

Ejercicios complementarios: son aquellos que contribuyen a ejercitar todas las facultades o músculos que nuestro deporte no cubre. Es conveniente hacerlos para romper la rutina, conocer nuevos ejercicios o como un medio necesario para compensar la hipertrofia que todos los deportes producen en determinadas partes del cuerpo. Por eso, al practicar solamente un deporte, no dando cabida a otros estilos o deportes, nos limita grandemente y hasta es posible que nos encontremos al cabo de unos años con un organismo desequilibrado.

Para evitar esto, el deportista tiene muchas salidas entre las cuales están: hacer otros ejercicios distintos, como podría ser, en el caso de un karateca, practicar Kung-fu que es más fluido o judo, donde no tendrá que ejercitar patadas.

El trabajo semanal con pesas, la práctica del saco o la gimnasia de mantenimiento son otras excelentes soluciones para complementar un deporte. Naturalmente, estos entrenamientos adicionales deben tomarse como algo que nos va proporcionar placer, nunca los efectuaremos de manera brusca o intensiva.

Además de todo lo mencionado, otros deportes complementarios son el atletismo, el boxeo, la carrera, el voleibol o la danza. El fútbol, la natación o el tenis serían tres deportes antagonistas, queriendo decir esto que no aporta ningún beneficio el simultanearlos con las artes marciales y, por contra, nos pueden crear lesiones o restar eficacia en nuestro estilo.

Entrenamiento con pesas

Algunas recomendaciones para antes de entrenar

Debido a la ignorancia, a nociones preconcebidas, a orgullos, celos u otras razones concernientes a los ejercicios con pesas, nos vemos envueltos en un montón de incongruencias y quizá es probable que hayamos perdido de vista un factor importante: el tejido muscular es cierto que responde positivamente al vencer resistencias aumentadas de tamaño, ganando así fuerza por medio de la hipertrofia muscular.

Las siguientes recomendaciones, no obstante, no están dirigidas para aquellas personas que practican un amor exagerado a sus músculos. Las siguientes pautas solamente están dedicadas a aquellos que trabajan por el mero placer de mejorar su condición física o lograr mejores marcas en su deporte.

En los programas de entrenamiento con pesas, el principio de resistencia progresiva se utiliza para adquirir fuerza y resistencia muscular. Esto se logra venciendo una determinada resistencia en un número definido de movimientos y aumentando gradualmente la resistencia en los ejercicios sucesivos.

No se establece un límite de tiempo. De esta forma, el programa de ejercicios se puede confeccionar de acuerdo a una distribución específica de tiempo y a grupos musculares específicos.

La conveniente alteración de resistencias se lleva a cabo de forma más fácil, económica y precisa con el uso de las pesas.

Cuando se utiliza cualquier aparato hay que observar ciertas medidas de seguridad y salud:

1. En un programa de entrenamiento con pesas, ciertamente se logran importantes aumentos en las presiones intratorácicas e intraabdominales. Dichas presiones pueden provocar respuestas fisiológicas que pueden dar lugar al fenómeno llamado Valsalva. Por este motivo, aquellas personas que tienen problemas vasculares (varices, hipertensión), irregularidades en la presión sanguínea (taquicardias, arritmias), antecedentes de soplos o cualquier otra irregularidad cardíaca, sería conveniente que el médico les asesorase sobre la conveniencia de trabajar con pesas.

2. Hay que acostumbrarse a establecer hábitos correctos de respiración, inhalando en la fase de traída hacia nosotros y exhalando en

la fase de expulsión.

3. El aparato jamás debe levantarse en desequilibrio a causa de su gran peso y hay que procurar (para eso están los espejos) que la pesa o la barra no se balancee. Este desequilibrio entre una mano o pierna más débil, provoca el que al levantar la resistencia la mayor parte del esfuerzo sea realizado con la parte más fuerte, lo que por supuesto no es deseable cuando queremos asegurarnos una buena simetría muscular. La ayuda de un compañero que nos redirija el movimiento se hace imprescindible en las primeras sesiones o cuando queramos levantar grandes pesos.

4. No hay que apartarse del principio «resistencia progresiva» y dar tiempo al tiempo, no cayendo nunca en la tentación de «a ver cuánto podemos levantar". Esta tentación demasiado frecuente es la causa de la mayoría de las lesiones, torceduras y dislocaciones. Dejemos el ego para otros momentos.

5. No hay que levantar pesas, sobre todo cuando son de gran volumen, cuando estamos puestos en una posición inestable o poco anatómica. Se debe prestar atención a los grupos musculares extensores dorsales, los cuales son extremadamente débiles en

comparación con los poderosos músculos extensores de la pierna.

Una regla preciosa que hay que observar es la de mantener la parte superior de la espalda bien extendida, a nivel inferior y todo lo vertical posible.

6. Recordar que en ausencia de una sala de pesas adecuada podemos perfectamente acercarnos al bosque o campo más cercano, en donde encontraremos con seguridad multitud de piedras, troncos u objetos diversos, con los cuales podremos ejercitar todos nuestros músculos, incluidos aquellos normalmente olvidados.

   No siempre la cómoda posición en un gimnasio es lo mejor para el desarrollo armónico de nuestro cuerpo.

7. Hay un ejercicio que debe ser evitado a toda costa y es aquel en el cual tratamos de levantar la barra con discos desde el suelo, con las piernas rectas y a base solamente de nuestros músculos lumbares.

   En este ejercicio el peso de la masa del cuerpo, tronco, cabeza y extremidades superiores, más el peso de las pesas originan una gran tensión a los músculos lumbares (extensores del tronco), precisamente cuando éstos están en su máximo alargamiento. La posición de partida es tan delicada que no es de extrañar que se desgarre en poco tiempo. La única manera de poder realizar este ejercicio es apoyando la frente en algún sitio.

8. La velocidad en el levantamiento de pesas puede ser especialmente útil en aquellos deportistas que necesiten mejorar esta cualidad (velocistas, artistas marciales), y por ello los movimientos de alzada deberán ser rápidos, pero sin que esto quiera decir que deban hacerlo con impulso. Solamente deberemos levantar aquel peso que se pueda mover lentamente; que lo hagamos rápido o despacio es otro asunto, pero el peso no debe ser tanto que necesitemos moverlo con impulso. Dejemos eso para los levantadores de halterofilia.

9. Respecto a las repeticiones no hay criterio serio y certero del número a realizar, pero parece que menos de diez no producen demasiado beneficio. Esto no quiere decir que debamos hacerlos seguidos en el caso de grandes pesos, y no es desacertado descansar para poder realizar el número de repeticiones deseable.

10. Otro asunto que se ha criticado mucho, pero que todavía encuentra muchos oídos sordos, es aquel relativo a doblar las rodillas en las comúnmente llamadas sentadillas.
De entrada, y esto debe quedar bien claro, la

articulación de la rodilla no está calculada para doblar más allá del ángulo agudo y cuando lo hace sufre un desplazamiento hacia afuera de la rótula. Tratar de que permanezca en línea recta con el fémur es un tremendo error biomecánico y, aunque se pueda lograr y el movimiento sea más estético, la lesión aparecerá a corto plazo.

La ejecución de flexiones profundas de rodilla sin permitirla rotar libremente al exterior produce lesiones en la coyuntura de la rodilla y los meniscos. Al ser la articulación de la rodilla de tipo bisagra, es lógico que no deba soportar desplazamientos laterales, lo que ocurre forzosamente cuando flexionamos más del ángulo recto. A estos inconvenientes hay que añadir el que normalmente los ligamentos que la sujetan no son muy fuertes y en la flexión se produce una ligera inestabilidad, la cual se hace más importante cuando nos incorporamos de nuevo.

Por todo ello, y dado que las sentadillas no son un ejercicio imprescindible y que podemos sustituirlo por muchos otros, será mejor no practicarlo.

En las sesiones de entrenamiento hay que seguir un método racional, el cual puede consistir en trabajar un día una zona muscular solamente, más su antagonista.

A continuación hay que realizar un fuerte estiramiento de todos los músculos trabajados. En los días siguientes continuaremos con la idea de trabajar otros músculos procurando que si, por ejemplo, el día anterior hemos trabajado el pectoral y el trapecio, ahora se trabajarán los de la parte inferior, como por ejemplo los músculos que rodean el muslo. Hay que procurar no fatigar en días seguidos las mismas zonas de músculos y es mucho más razonable intercalar continuamente las zonas superior e inferior. Los abdominales, al ser unos músculos centrales, se pueden ejercitar en cualquier momento.

11. No trabaje hasta llegar al agotamiento, esto con toda seguridad le causará problemas en días posteriores. Dé siempre tiempo al cuerpo para recuperarse, no solamente por problemas de salud, sino porque hay un factor perfectamente conocido y es que el progreso viene en la fase de descanso, nunca cuando trabajamos.
Nuestra fuerza muscular estará al máximo pasadas al menos veinticuatro horas desde que finalizamos el ejercicio. Recuerde esto y no entrene fuertemente horas antes de una competición.

CAPÍTULO 10

APROVECHAR NUESTRA ENERGÍA

El adiestramiento en los deportes trae, como consecuencia más importante, un mejor aprovechamiento de la capacidad energética que poseemos. Dicho de otra manera, un persona experta en un determinado deporte realizará un ejercicio con bastante menos gasto energético que otra persona no preparada; esto le permitirá repetir el movimiento un número de veces sensiblemente mayor.

El acondicionamiento progresivo de los músculos, la mejora en la flexibilidad, así como el aprendizaje correcto de la mecánica de cada momento, permitirá a una persona entrenada acercarse cada vez más al mítico 100 por 100 de su capacidad energética. Por desgracia, ni siquiera los grandes campeones consiguen en sus mejores momentos aprovechar ni siquiera un 50 por 100 de la energía química disponible. Sin embargo, si nos comparamos con un motor de gasolina, del que solamente se puede obtener el 25 por 100 de la energía calorífera, veremos que el cuerpo humano es bastante más perfecto de lo que creemos.

Para lograr desarrollar el máximo de nuestra fuerza, deberemos intentar que solamente intervengan aquellos grupos musculares que nos interesan para poder ejecutar un movimiento dado.

Si queremos, por ejemplo, pegar un puñetazo frontal, la secuencia para que éste sea potente será: primero, y antes incluso de empezar a mover el brazo, habrá que poner el puño y el antebrazo en ligera contracción, para lograr el adecuado tono muscular y la transmisión nerviosa necesaria. A partir de entonces, toda la energía disponible debemos concentrarla en el tríceps del brazo, con el fin de que el puño salga a la mayor velocidad posible. Justo en el último momento, un poco antes del punto de contacto, rotaremos el puño, giraremos la cadera y los pies, al mismo tiempo que tensamos el deltoides y el abdomen. La suma de todos estos factores, realizados según el orden indicado, dará como resultado un aprovechamiento óptimo de nuestra energía. Por desgracia, las técnicas no siempre se efectúan así y entre los errores más frecuentes en la ejecución de un puñetazo frontal están:

1. Relajación total de todo el cuerpo, incluido el brazo, lo que da como resultado una arrancada muy lenta.

2. Girar el puño casi desde el comienzo, lo que provoca una retención de la inercia conseguida, ya que la incorporación de los músculos del antebrazo antes de tiempo frena el tríceps.

3. No girar el pie atrasado, esto frena la inercia de la cadera y no permite que se desarrolle totalmente la necesaria fuerza de retroceso, que todo movimiento hacia delante debe tener.

¿Por qué nos cansamos?

Básicamente, existen dos motivos por los cuales aparece la fatiga de un deportista: continuidad de un esfuerzo o rapidez en el mismo. En el primer factor, la continuidad, el grado de fatiga o la prontitud con que ésta aparezca dependerá en gran manera del entrenamiento anterior que haya tenido el deportista.

Una vez conseguida una adaptación óptima al ejercicio, la capacidad de mantener éste dependerá en gran manera del grado de fibras rojas (captadoras de oxígeno) que su musculatura posea, las suficientes reservas energéticas que tenga acumuladas (el hígado deberá estar en perfectas condiciones para almacenar glucógeno), la óptima capacidad pulmonar para que se realice el intercambio de oxígeno, la buena estabilidad del sistema cardio-circulatorio que asegure una nutrición correcta de los músculos, la presencia en la sangre de todos aquellos factores necesarios para un metabolismo correcto (vitaminas, hormonas, etcétera) y el necesario estímulo emocional para mantener dicho ejercicio.

Cuando todos estos factores se dan, la fatiga tarda mucho en aparecer y ésta se manifiesta en forma de jadeo y dolores musculares, momento en el cual se hace obligado el mantener las pausas adecuadas, para tratar de reponer el oxígeno consumido y favorecer la eliminación de las sustancias que se acumulan después de un esfuerzo.

Continuar en estas condiciones el entrenamiento supondría el riesgo de dañar nuestra salud.

Un factor que quiero destacar en estos ejercicios continuados es que el individuo delgado tiene más posibilidades de realizarlos durante más tiempo que otro corpulento, ya que siendo la cantidad de energía la misma para los dos, el que tiene menos masa muscular necesitará consumir menos para nutrir a sus músculos.

En otros tipos de ejercicios, donde la rapidez sea lo importante, la cantidad de oxígeno absorbido es insuficiente para cubrir las necesidades energéticas, por lo que la fatiga aparece enseguida. Mantener este tipo de entrenamiento más allá de lo prudente (el dolor muscular es la señal de alarma) implicará serios daños a nuestra salud. Un sistema nervioso fuerte y eficaz puede hacernos mantener este tipo de esfuerzo durante algunos minutos, pero siempre a costa de un sufrimiento intenso del resto de nuestro organismo.

La experiencia aconseja que este tipo de trabajo a la máxima velocidad no se mantenga más de un minuto y que solamente en casos muy especiales se prolongue hasta un minuto y medio. Por fortuna, en una persona entrenada la recuperación es muy rápida y el ejercicio se puede repetir varias veces, si mantenemos las pausas necesarias.

En la concentración isométrica se dan circunstancias parecidas (el oxígeno falta en los músculos a causa de la expulsión de sangre) y no debe ser mantenido más de cinco segundos.

Por tanto, y resumiendo, a mayor intensidad de un ejercicio, mayor descanso y pausas más frecuentes.

Las pautas físicas que nos delatan un entrenamiento demasiado fuerte son:

Mareos, vértigos, falta de coordinación, torpeza en los movimientos, sudores fríos, palidez, pulso acelerado e irregular, palpitaciones, dolor en el pecho, punzada en el costado y ocasionalmente náuseas y vómitos.

SOBRE EL CULTURISMO

Pienso que la idea de practicar culturismo es algo que ha estado en la mente de la mayoría de los deportistas y parece lógico que sea así, ya que la enorme musculatura de estos hombres y su perfecta definición les proporciona una imagen muy sugestiva, sintiéndonos un poco ridículos cuando nos comparamos con ellos, por mucho ejercicio que practiquemos.

Pero la estética es una cosa (y ésta va en gustos) v la finalidad por la que practicamos un deporte otra.

El culturismo profesional busca como fin primordial un desarrollo armónico del cuerpo, mediante el cual se pueden ganar campeonatos y para lograr esto utilizan cuantos medios están a su alcance hasta conseguir que sus músculos aumenten un poco más su perímetro y definición.

Hacen una alimentación pobre en grasas, toman un exceso de carnes y pescados, suprimen al mínimo necesario los hidratos de carbono y complementan esta dieta con gran cantidad de vitaminas, minerales, proteínas, lecitina y, en demasiadas ocasiones, hormonas anabolizantes.

Su ritmo de entrenamiento es pausado, pocas repeticiones, descansos frecuentes, y utilizan pesas de gran tamaño. El resultado final de todo esto es algo que está a la vista, pero lo que ocurre es que solamente es aplicable para ellos, no sirve ni es aconsejable para la mayoría de los deportistas.

Son muchos los motivos:

La hipertrofia de todo el sistema muscular no proporciona una mejor salud, ya que ni el corazón, ni el sistema circulatorio, ni tan siquiera el aparato respiratorio se modifica, a no ser, y aquí empieza a radicar el éxito del buen culturista, que se complementen con ejercicios de resistencia (footing), anaeróbicos (carreras) y largas sesiones de elasticidad y elongación. Los ejercicios isométricos serían también una forma imprescindible de completar este entrenamiento, ya que el trabajo con pesas solamente mejora los músculos, quedando los tensores y ligamentos demasiado débiles para sostener tanto esfuerzo.

Lo que quizá no tienen en cuenta demasiadas personas que practican con pesas es que el límite del músculo está sujeto a factores muy personales y no se le debe forzar más de lo que puede dar de sí.

Un músculo muy desarrollado puede correr el grave riesgo de romperse al menor esfuerzo, ya que al estar excesivamente dilatado pierde casi por completo sus propiedades elásticas.

También, y esto es muy importante en el practicante de deportes de combate o en los que se requiera gran velocidad, el músculo hipertrofiado en volumen pierde la capacidad de contraerse rápidamente y se vuelve excesivamente lento, en comparación con otro entrenado en técnicas de velocidad. La excesiva masa muscular supone un peso muerto difícil de vencer, que no es compensado por el aumento de fuerza que posee.

Se pierde también continuidad, plasticidad e incluso coordinación, ya que de todos es sabido que un individuo delgado y fuerte es bastante más diestro para cualquier actividad que otro más pesado. Por tanto, pretender que una persona entrenada en culturismo sea más fuerte que otro deportista es falso. La potencia hay que medirla en resultados y no en estética, y ésta debe juzgarse en individuos similares, tanto en edad como en peso y estatura.

Un culturista, aunque no tenga conocimientos de lucha, puede tumbar de un solo puñetazo a un cinturón negro, es cierto, pero esto nunca implicaría superioridad física, sino solamente fuerza muscular y esto es algo que nunca vamos a negar. Pero lo que sí se consigue con la práctica de ciertos deportes es la capacidad de repeler una agresión de un individuo mucho más fuerte que nosotros.

119

Ésta es la principal ventaja de realizar un buen entrenamiento dirigido a un fin práctico.

No quiero terminar este comentario sin antes advertir sobre los peligros de la alimentación hiperproteica, ya que, y según últimas estimaciones de la FAO y la OMS, las necesidades de proteínas son bastante menores de lo que pudiera parecer, y actualmente existe una tendencia a disminuirlas, en favor de una alimentación más rica en grasas no saturadas. La carencia de grasas en la alimentación está causando bastantes más enfermedades que su exceso y en un deportista esta carencia puede traducirse en lesiones serias, ya que los músculos y tendones tienen que tener suficiente cantidad de materia grasa, con el fin de evitar el roce entre las partes en movimiento.

Un deportista que efectúe sus movimientos a la máxima velocidad, por ejemplo artistas marciales, sprinters, boxeadores, etc., deberá tomar suficiente cantidad de grasas (preferentemente de origen vegetal) para lograr que todo su cuerpo esté suficientemente lubricado. Lo mismo digo de los hidratos de carbono, que nunca deberán disminuirse, ya que son el combustible imprescindible de los músculos. Sin ellos no hay fuerza, ni resistencia, ni efectividad.

Dejemos, pues, a los culturistas profesionales con su sistema de entrenamiento, perfectamente adaptado para los logros que buscan, pero no les imitemos, y si alguna vez nos echan un pulso y nos ganan (que nos ganarán seguro), tomémoslo con deportividad.

CAPÍTULO 11

PREGUNTAS SOBRE PREPARACIÓN FÍSICA

He aquí algunas de las interrogantes que suelen plantear la mayoría de las personas que practican deporte:

Sobre la resistencia

¿Qué es la resistencia aeróbica y anaeróbica?

Aeróbica es aquella en la que el suministro de oxígeno es suficiente para cubrir las demandas de nuestro organismo, y anaeróbica es aquella resistencia en la que, existiendo una deuda de oxígeno a causa de la rapidez del ejercicio, el organismo es capaz de suministrar las energías necesarias por otros medios. Posteriormente, al finalizar el esfuerzo, se pagará esa deuda de oxígeno.

¿Cuáles son los síntomas de que estamos realizando un ejercicio anaeróbico?

El jadeo y la respiración dificultosa son el primer síntoma.

El deportista comienza entonces a necesitar abrir la boca para cubrir sus necesidades de oxígeno.

¿Qué problemas plantean este tipo de ejercicios?

Si se hacen de manera intensa o prolongada hay inhibición de movimientos, imposibilidad para contraerse las fibras musculares y lentitud en la reacción nerviosa.

¿Por qué cuando estamos agotados la coordinación es muy pobre?

Esto se debe más que nada a la acumulación de ácido láctico en los músculos, que irrita el sistema nervioso.

Sobre la fuerza y la potencia

¿Qué entendemos por fuerza bruta?

A la que hacemos sin tener en cuenta los factores anatómicos ni los principios físicos. Da como consecuencia resultados muy por debajo de las posibilidades del individuo y el riesgo de fracturas es muy grande.

¿De qué factor depende la potencia?

La potencia física es el resultado de la fuerza muscular, por la velocidad de desplazamiento de los miembros.

Depende básicamente de la capacidad del sistema nervioso para recibir y transformar los impulsos nerviosos a fin de mandarlos al sistema muscular.

La constitución de las fibras musculares será otro factor a tener en cuenta a la hora de valorar la fuerza, así como también el grado de entrenamiento de dichos músculos.

¿Cómo se puede mejorar la fuerza?

Hay que distinguir primero qué tipo de fuerza queremos mejorar. Si se refiere a aquella que realizamos con un máximo esfuerzo, en un corto espacio de tiempo, debemos trabajar ejercicios (con o sin aparatos), de muy corta duración y a menos del 80 por 100 de nuestras posibilidades.

Si, por el contrario, queremos mejorar la fuerza con resistencia, tendremos que trabajar durante mucho tiempo los músculos interesados, esto es, con muchas repeticiones.

¿Se puede mejorar la potencia sin que aumente el volumen muscular?

Sí, pero a base de un buen entrenamiento del sistema nervioso o mediante ejercicios isométricos.

Sobre el interval-training y el footing

¿Qué se entiende por interval-trnining?

Es aquel tipo de entrenamiento en el que se realizan

esfuerzos altos de corta duración y pausas de recuperación entre ellos.

Mediante este tipo de trabajo, la pared cardiaca se engruesa y por ello el corazón bombea más fuerte. Ayuda al organismo a mantener la acidez de la sangre (pH) en niveles óptimos durante más tiempo.

Mejoramos también la capacidad de reacción.

¿Cómo se realiza?

Debemos poner el ritmo de pulsaciones a unas 120 por minuto y realizar un esfuerzo grande durante un tiempo no superior a un minuto. Descansar y dejar caer las pulsaciones hasta el valor inicial (]20), lo que suele suceder entre 45 y 90 segundos.

¿Cuándo conviene realizar este sistema?

Por supuesto, en épocas no decisivas (vísperas de competición). Podremos mantener lo logrado con un día a la semana y durante el entrenamiento se hacen necesarios suplementos a base de sales minerales, sobre todo potasio.

¿Y el footing qué mejoras produce?

Básicamente resistencia aeróbica que se consigue con el mejoramiento del sistema cardiopulmonar. Se fortalecen los músculos y tendones de las piernas, aumenta la cavidad cardiaca y la capilarización (con lo que el paso de sustancias

124

nutritivas de la sangre a los tejidos se realiza mejor y en mayor cantidad), y los productos de desecho se eliminan mejor, lo mismo que el tejido graso. Asimismo se produce un aumento de la hemoglobina.

¿Y los inconvenientes?

A nivel de desarrollo corporal se produce un enflaquecimiento de la cintura para arriba, mientras que las piernas se hipertrofian. Si la musculatura abdominal no está muy fortalecida, tiende a caerse y a ponerse blanda, y lo mismo ocurre con los pectorales.
También se produce acortamiento de los tendones de la parte posterior de la rodilla y el tobillo, así como desgaste prematuro de menisco. Si el terreno, o el calzado, no es adecuado, se deforma la bóveda plantar.
Los niños y las mujeres solamente deberían practicarlo de manera esporádica.

Sobre los músculos

¿Qué son músculos antagonistas?
Aquellos que realizan funciones contrarias. Por ejemplo: el tríceps extiende el brazo hacia delante, mientras que el bíceps lo retrae. Si desarrollamos mucho alguno de los dos, impediremos la función del otro, al menos en parte.

125

¿Es mejor entonces trabajar solamente los músculos primordiales?

No. El cuerpo es un conjunto armónico y debe estar en perfecto equilibrio. Si solamente mejoramos el tríceps, qué duda cabe que la velocidad en las técnicas de puño sería enorme, pero hay que tener en cuenta que debe existir algo que frene en el último momento esa velocidad y ésa es la misión del bíceps. Lo que sí es cierto es que conviene trabajar con más intensidad los músculos más importantes, pero sin olvidar los otros.

¿Qué músculos son sinérgicos?

Aquellos en los que uno complementa y ayuda la función del otro, por ejemplo: los abdominales y lumbares mantienen el tronco vertical, el tríceps extiende el brazo y el deltoides, el pectoral y el dorsal mayor los fijan y mantienen.

¿Cómo se puede empezar un trabajo con pesas?

Primero hay que calentar adecuadamente para evitar desgarros o agarrotamientos musculares. También hay que trabajar la flexibilidad articular para mejorar todos los ligamentos, tendones y tejidos de sostén. A continuación, se empezará con cargas pequeñas y con series cortas para ir aumentando poco a poco el ritmo y el peso. Al final, no hay que olvidarse de ducharse con agua caliente, para eliminar la contractura muscular.

Para mantener la forma ganada será suficiente una sesión semanal.

¿Cómo saber cuál es la parte muscular que necesitamos mejorar más?

Es bastante sencillo: una vez conocidos los diferentes músculos del cuerpo y qué posición es la que los hace trabajar, realizaremos veinte movimientos con cada uno; aquel en que acusemos un cansancio mayor será el menos trabajado.

No obstante, tampoco debemos hacer una regla fija de esta indicación, ya que, según sea el volumen o la largura del músculo, estará en condiciones de soportar más o menos carga.

El cuadriceps siempre será más potente que el oblicuo, por ejemplo.

Sobre el entrenamiento

¿Es necesario entrenar fuera del gimnasio?

Es imprescindible, pero solamente para aquellas personas que buscan metas más altas.

¿A la hora del entrenamiento, cuál es el número más adecuado de repeticiones para mejorar?

Los ejercicios muy rápidos no deberían repetirse más de diez veces seguidas y esto es aplicable también a aquellas secuencias en las que se necesita una gran concentración para lograr hacerlas.

Sobre la salud

¿Qué enfermedades mejoran con la práctica del ejercicio?

La mayoría de las enfermedades reumáticas, los problemas psíquicos, los trastornos de la circulación de retorno, la diabetes, algunas cardiopatías, la obesidad, las toxicidades, los problemas digestivos, etc., etc.

¿Y cuáles son las contraindicaciones?

De manera relativa, la hepatitis, las enfermedades renales con exceso de urea, la anemia y las infecciones en general.

¿Cómo se puede lograr un sueño reparador después del esfuerzo deportivo?

Hay muchas maneras, que van desde un baño caliente de pies hasta la ingestión de una ensalada de lechuga y cebolla o un vaso de leche caliente.
También existen técnicas muy sencillas de relajación, con las cuales se puede conseguir un sueño profundo.

¿Es bueno agotarse en los entrenamientos?

Lo que no es bueno es el sufrimiento corporal a causa del esfuerzo.
El ejercicio debe proporcionarnos placer, incluso

cuando nos esforzamos un poco más de lo prudente, pero hay que estar muy pendientes de las señales de alarma, como pueden ser los sudores fríos, la pobreza en las reacciones o la irritabilidad en el carácter, momento en el cual deberemos detener nuestro entrenamiento.

¿Se puede trabajar estando lesionado?

Lo que no debe hacerse es dejar de entrenar porque se esté lesionado. Si son las manos las que tenemos dañadas, trabajaremos los pies, o viceversa, y de esta manera entenderemos que el ejercicio nos proporciona la necesaria capacidad de defensa, aunque nuestro cuerpo no funcione a la perfección.

Hay que amoldarse a las características de nuestro cuerpo y no hacer un drama por un tobillo dislocado, sintiéndonos inútiles o sufrir inútilmente por no tener elasticidad. Seamos prácticos y entendamos de una vez por todas que el ejercicio ha de servir para mejorar nuestras cualidades y cuando alguna parte de nuestro cuerpo no funcione al 100 por 100, no debemos traumatizarnos y asumir nuestras limitaciones.

CAPÍTULO 12

ALIMENTACIÓN PARA EL DEPORTISTA

El rendimiento deportivo óptimo y la alimentación correcta van tan unidos que, hoy día, sobre todo en los atletas olímpicos, no se puede concebir ganar ninguna competición, ni ser un profesional del deporte, si no es con una alimentación adecuada y controlada.

Los alimentos deben cubrir dos necesidades básicas, como son: la energética y la plástica, y éstas deben adaptarse a cada persona en particular.

El hábito de comer en familia, a la misma hora, los mismos alimentos e igual cantidad para todos, puede ser muy emotivo desde el punto de vista social y humano, pero no lo es cuando buscamos la mejor alimentación para cada persona.

Los animales, como en tantas otras cosas, nos dan orientaciones de cómo se debe resolver el problema alimentario y fijándonos en ellos obtendremos toda clase de respuestas y soluciones.

Ellos (los animales) buscan su comida del tipo que quieren y en las cantidades que necesitan. Poco les importa que su pareja o compañero coma más o menos y de tal o cual alimento. Hacen sus días de ayuno periódicamente y comen de acuerdo a las necesidades sin tener en cuenta el reloj.

131

El deportista profesional debe procurar seguir estas normas y adaptar la alimentación a sus necesidades y apetencias, que se pueden ver influenciadas por los siguientes factores:

Edad: Las necesidades energéticas son grandes hasta los 25 años, para sufrir un descenso paulatino hasta la vejez, a causa de la menor actividad metabólica.

Sexo: Las mujeres tienen menores y distintas necesidades energéticas que los hombres.

El *clima:* En invierno es necesario un aumento de las grasas con respecto al verano, para evitar que el organismo utilice parte de las calorías consumidas en combatir el frío.

El *carácter:* Los individuos nerviosos e hiperactivos consumen mas calorías.

Los *hábitos: El* deportista que fuma y bebe, el que trabaja en la oficina o el que lo hace en una fábrica? el que descansa en sus ratos de ocio o el que va al baile tendrán que acomodar sus necesidades energéticas de acuerdo a sus costumbres.

A continuación pasaré a examinar algunos de los principales componentes de la alimentación humana:

Hidratos de carbono

Como tantas otras veces, el tiempo ha venido a dar la razón a los expertos en medicina natural y ha demostrado que la medicina química es más una moda que una ciencia positiva.

En las tres últimas décadas, y aún más en la pasada posguerra española, hemos oído las recomendaciones de los médicos sobre la alimentación correcta mediante las cuales nos insistían en las bondades de la carne, sus beneficios en la alimentación humana y los peligros de un abuso en la ingestión de hidratos de carbono, en especial el pan, las harinas, las féculas y hasta las patatas.

En estas recomendaciones se dejaba bien claro que la carne se debía comer todos los días, mucho mejor si era de ternera o jamón serrano, y que los alimentos anteriormente mencionados podían generar muchas enfermedades si se consumían en abundancia.

De otro lado estaban los sufridos defensores de una alimentación saludable y natural, los cuales seguían recomendando comer con preferencia cereales, leguminosas, hortalizas, patatas y abundante pan. Y digo sufridos defensores porque eran objeto de burlas por parte de los médicos oficiales, cuando no obligados al mutismo más irritante.

El tiempo, afortunadamente, siempre hace justicia y pone a cada uno en su sitio, y ahora las opiniones de los naturistas se han demostrado como las únicas válidas, nada extraño si tenemos en cuenta que detrás de ellos hay ya más de 5.000 años de experiencias.

Existe un hecho bien claro y demostrable: el hombre puede vivir sin comer carne perfectamente, pero no puede vivir solamente a base de carne. Sabemos, además, que los humanos podemos sobrevivir comiendo solamente raíces, frutos secos o cereales, y que en circunstancias de penuria económica hasta podríamos sobrevivir comiendo solamente pan con miel.

¿Qué es lo que tienen en común todos estos alimentos recomendados especialmente por los naturistas? Su riqueza en hidratos de carbono. Y si un grupo de alimentos es válido para sobrevivir, también lo es, con mayor motivo, para vivir simplemente.

Los carbohidratos son aquellos nutrientes que contienen carbono, hidrógeno y oxígeno, encontrándose en abundancia en los azúcares y el almidón, los cuales apenas contienen otros nutrientes en cantidades significativas. El almidón, por ejemplo, es un polímero (cadena ramificada) compuesto de moléculas de glucosa, el cual se encuentra presente en las verduras y los cereales, siendo absorbido y asimilado rápidamente por el organismo humano, pasando a constituir una fuente de energía imprescindible para el buen funcionamiento muscular. Los músculos, por tanto, no podrían contraerse sin glucosa, lo mismo que no podrían funcionar sin glucosa el corazón, el cerebro y el hígado, por tener unos ejemplos.

La sacarosa, azúcar blanco de mesa, necesita transformarse en glucosa y fructosa antes de ser asimilada por el intestino delgado, por lo que no constituye un hidrato de carbono muy recomendable, o al menos no debe sustituirse por los otros. Finalmente, la fructosa o azúcar de las frutas se transforma rápidamente en glucosa en el hígado, sin necesidad de que el páncreas segregue insulina para metabolizarla. Este factor la hace muy recomendable para todos, ya que no produce un efecto de rebote después de metabolizada, como ocurre con los demás azúcares que sí necesitan insulina.

Una vez ingeridos, los hidratos de carbono son transportados por la sangre hasta el hígado, en donde se transforman en glucógeno hasta que pueden ser utilizados, o pasan directamente a los músculos si éstos se encuentran en movimiento. Los que no se utilizan de ninguna de las maneras se transformarán en grasas para ser utilizadas preferentemente en mantener la integridad de las paredes de las células corporales.

Solamente en casos extremos, especialmente cuando la persona no hace absolutamente ningún ejercicio físico o mental, estos hidratos de carbono se transformarán en grasa de reserva en el tejido adiposo. No obstante, este proceso no es instantáneo y se necesitan varios días de inactividad para que esto ocurra.

Los hidratos de carbono por tanto, consumidos por una persona de vida activa, no producen obesidad y son, repetimos, un alimento energético por excelencia, del cual el organismo aprovecha el 33 por 100 para suministrar energía, mientras que de las proteínas solamente utiliza el 15 por 100.

En la dieta del deportista deben suponer un mínimo del 55 por 100 del total de comida ingerida e incluso más en épocas competitivas o de fuerte entrenamiento.

Un consumo de 400 gramos al día proporcionará más de 1.600 calorías de un total de 3.500 calorías, que necesitaremos en épocas de entrenamiento; esto, naturalmente, referente a un individuo normal en circunstancias normales, ya que el simple hecho de fumar nos aumenta en un 20 por 100 las necesidades calóricas (y por tanto de alimentos), lo mismo que el nerviosismo o los problemas emocionales. Las mujeres podrán lograr un buen rendimiento con solamente 3.000 calorías / día, a consecuencia del mayor almacenamiento de grasas que poseen.

El glucógeno

Una vez ingeridos los hidratos de carbono, son transformados en glucógeno y, junto al ATP (adenosín trifosfato), nos liberan la energía necesaria para la contracción muscular. El glucógeno sobrante y no utilizado se almacena en el hígado y en los músculos para, posteriormente, ser de nuevo metabolizado y utilizado.

Por desgracia, estas reservas son muy pequeñas y se agotan con facilidad, incluso en pocos minutos, y de nada nos valdría tomar una gran cantidad de hidratos de carbono unos días antes de la competición, ya que, muy al contrario, este exceso no podría ser almacenado y se transformaría en grasas depositándose en el tejido adiposo. ¿Consecuencia?: la obesidad o el sobrepeso.

Una dieta pobre en carbohidratos, sin embargo, impediría que se formase el suficiente glucógeno hepático, lo que produciría alteraciones serias en este órgano, además de un pobre rendimiento muscular. Muchas hepatopatías aparecen siempre después de una dieta de adelgazamiento pobre en hidratos de carbono, sobre todo aquellas en las cuales se suprimen casi totalmente en beneficio de las grasas saturadas. Estas dietas, recomendadas por multitud de clínicas regidas por médicos, están haciendo un daño serio a la salud de la población y sin embargo no son condenadas por Sanidad.

Además del glucógeno hepático, existe otra reserva de este componente en los músculos, el cual estará disponible para ser utilizado de inmediato, sin apenas transformaciones. Aquellos deportistas que necesiten energía rápida, sin apenas movimientos previos, harán bien en conseguir acumular glucógeno en su organismo. Ejemplos de ellos los tenemos en los artistas marciales, la halterofilia, el sprint, etc.

En unión del oxígeno, el glucógeno produce altos niveles de energía durante al menos diez minutos de trabajo intenso, lo que explica por qué personas poco entrenadas muscularmente pueden tener gran energía en trabajos de corta duración. Sin embargo, la energía acumulada en forma de grasa apenas llega a un nivel del 50 por 100, si la comparamos con la del glucógeno, y además necesita la presencia abundante de oxígeno y de un ejercicio de duración superior a los veinte minutos. Antes, las grasas de reserva no sirven como elemento energético ni pueden ser utilizadas como tales. Aquellas personas que quieren quemar un exceso de grasa a base de ejercicio, deben saber que éste debe tener una duración mínima de 45 minutos.

El glucógeno muscular, y no las grasas, es el principal combustible durante los ejercicios intensos y en los primeros minutos del movimiento. En el caso de que la acumulación de glucógeno sea suficiente (y esto es algo que necesita días para formarse), tendremos energía para casi dos horas de duración, salvo que la intensidad sea tan alta que los agotemos en los diez primeros minutos. Trabajando sin deuda de oxígeno, las reservas de glucógeno deberán bastar para cada día de entrenamiento. Además, y suponiendo que notemos una bajada en nuestro rendimiento durante el entrenamiento, un aporte de hidratos de carbono de fácil asimilación, como puede ser la miel, nos daría energías nuevas de inmediato, lo que no se puede lograr con las grasas.

Las tortas de cereales con miel son una buena alternativa para estos desfallecimientos, mucho mejor que las barritas de chocolate que tanto proliferan en los gimnasios.

Si quieres rendir más, come hidratos de carbono

En los primeros minutos del ejercicio ya hemos visto el papel tan importante que tiene el glucógeno hepático y de cómo debemos conseguir acumular bastante en él los días antes del esfuerzo físico. En este punto, no debemos olvidar que un buen funcionamiento del hígado es vital para un óptimo aprovechamiento del glucógeno y tanto el alcohol como las grasas saturadas procedentes de los mamíferos son enemigos de nuestro hígado.

Una vez que los depósitos de glucógeno se acaban, es cuando podemos utilizar las reservas de glucosa, la cual irá compensando poco a poco la disminución del glucógeno. Si los niveles de glucosa son óptimos, la aparición del cansancio no se notará antes de los 30 minutos e incluso puede retrasarse hasta los 60 minutos, siempre y cuando realicemos un ejercicio aeróbico, ya que los anaeróbicos pueden agotar las reservas de glucógeno en apenas cinco minutos.

Durante el ejercicio prolongado es conveniente consumir hidratos de carbono de rápida asimilación, como puede ser la dextrosa o la glucosa, pero deben simultanearse con carbohidratos complejos y de lenta metabolización.

139

El motivo para esta mezcla es impedir que el páncreas aumente bruscamente su producción de insulina, lo que con toda seguridad produciría un efecto de rebote que nos haría disminuir nuestros niveles de glucosa y por tanto nuestro rendimiento. Por tanto, tan malo es no tomar suplementos de glucosa cuando notemos mareos o náuseas (síntomas de hipoglucemia), como tomar demasiada esperando así poder tener unas energías que nunca llegarán. No debemos olvidar que la base del rendimiento físico es el entrenamiento y ningún suplemento dietético puede sustituirle. Las energías vendrán cuando los músculos y nuestro sistema cardiorrespiratorio estén bien preparados, pero al mismo tiempo necesitaremos alimentarlos adecuadamente para que puedan rendir bien.

Cuándo aumentar nuestra ración de carbohidratos

No pensemos que comiendo una cena abundante en hidratos de carbono, anterior al esfuerzo, lograremos unos niveles adecuados de glucógeno, ya que el hígado necesita de tomas frecuentes y pequeñas de carbohidratos para lograr unos buenos niveles y éstos se deben realizar al menos quince días antes. Si nuestra alimentación es errónea normalmente, poco conseguiremos con una cena saludable el día anterior.

Ni que decir tiene que aquellos deportistas que por estar al límite de su peso máximo no comen las horas anteriores a la competición, para no aumentar esos gramos que le harían pasar a otra categoría, cometen un gravísimo error que pagarán seguramente con el fracaso. Este ayuno les provocará sin lugar a dudas una disminución seria de sus niveles de glucosa a partir de los 20 minutos de ejercicio, lo que le hará estar torpe y falto de reflejos, cuando no de fuerzas, a partir de entonces. No bastaría para ellos tener unas buenas reservas de glucógeno hepático (80-100 gr.) y se necesitarían al menos 100 gr. de carbohidratos comidos antes de la competición para rendir adecuadamente.

Muchos entrenadores insisten en que es inútil y hasta perjudicial ingerir una dosis extra de carbohidratos antes de la competición, ya que así se aumentarán los niveles de insulina al comenzar el ejercicio, con la consiguiente disminución posterior. Pero nada de esto ocurriría si tenemos mucho cuidado en seleccionar la calidad de nuestros alimentos. Unos hidratos de carbono complejos, sin refinar, como pueden ser los cereales, las frutas, e incluso la miel y las patatas, nunca nos producirán este temido efecto de rebote en nuestros niveles de glucosa.

Los ejercicios posteriores

Una vez finalizado el ejercicio principal, y suponiendo que los días siguientes debamos seguir entrenando, debemos tener en cuenta que se necesitan al menos 48 horas para restituir en todo nuestro organismo los niveles óptimos de hidratos de carbono y al menos 20 horas para que estos niveles sean aceptables, y esto en personas que habitualmente consumen cantidades importantes de carbohidratos. En las personas consumidoras de carne esta restitución llevará más tiempo.

Si nuestro ritmo de trabajo es continuado, y con apenas un día a la semana de descanso, deberemos tomar al menos 100 gr de carbohidratos al terminar el ejercicio, seguidos de otra cantidad similar cada tres horas. Este aporte extra se debe realizar junto con abundancia de líquidos, ya que son tan importantes para el deportista como los alimentos. Así estaremos en buenas condiciones para reanudar el entrenamiento del día siguiente.

Por tanto, ayunar y hacer régimen para adelgazar es la peor solución para un deportista.

Hidratos de carbono más importantes

Azúcar

Existen dos tipos, a saber: los monosacáridos y los disacáridos. De entre los monosacáridos, hablaré de la glucosa, la levulosa y la galactosa.

La glucosa, cuya fuente natural es la uva, la miel y el polen, es el alimento energético por excelencia. Tiene la ventaja, sobre el azúcar común o sacarosa, de ser asimilable en forma directa sin pasar por el proceso digestivo, aunque esta propiedad disminuye cuando se administra en forma aislada a base de tabletas o jarabes.

De todas formas, tomar una dosis de miel, zumo de uva o polen dos horas antes del entrenamiento siempre nos será útil y evitará un descenso peligroso de azúcar en sangre.

De todos los azúcares, el que más glucógeno proporciona es la levulosa, pero tiene el inconveniente de que tarda más tiempo en absorberse y, por tanto, lo ideal sería tomar glucosa (que se aprovecha antes) y levulosa (que se aprovecha más cantidad, pero más tarde) juntas, para así asegurar el aporte energético durante algunas horas. Un exceso de azúcares no podría ser metabolizado por el hígado y se eliminaría por orina.

La sacarosa (azúcar común), aparte de que en el proceso de blanqueado y cristalización se utilizan maquinaria y productos que pueden producir toxicidad, necesita para ser absorbida, y por tanto utilizada, de una diastasa y la participación de la flora intestinal. Por este motivo su asimilación es más lenta y más dañina a nivel de hígado. La lactosa (azúcar de leche) pertenece a este mismo grupo.

Es un alimento típicamente glúcido, con un contenido en almidón del 55 por 100 y un 7 por 100 de prótidos vegetales. Contiene también fósforo y pequeñas cantidades de vitamina B.

Existen dos tipos básicos de pan que son: el corriente o blanco y el integral, siendo este último más recomendable por estar hecho a base de harina completa de trigo, que es más rica en proteínas, vitaminas y salvado.

La parte de pan más sana es la corteza, ya que el calor de la cocción en esa parte ha sido mayor y el almidón se encuentra más transformado y es más digestivo.

Galletas

Son más energéticas que el pan, ya que se les suele añadir azúcar y grasas.

Pastas italianas

Principalmente a base de sémola de trigo, al que se suele añadir huevos, leche, levadura, gluten y soja.
Son un buen alimento energético, con gran contenido en proteínas y de fácil digestión.

Arroz

Hay que desechar el arroz demasiado blanco y pulido y utilizar preferentemente el de grano largo o integral.
De gran poder energético y fácilmente digestible, es un buen alimento tomado sobre todo con leche.

Patatas

Alimento importantísimo, siempre y cuando no se tomen fritas. Tomadas en forma de puré (cocidas con su piel), nos proporcionan cantidades importantes de almidón y vitamina C, además de proteínas y sales minerales.

Las proteínas

Son la parte más importante, después del agua, de todos los seres vivos. El hombre no puede sintetizarlas en el organismo y deberá ingerirlas como parte de la alimentación, ya sea a través de las plantas o comiendo animales. Prácticamente, la totalidad de los alimentos contienen proteínas, salvo aquellos obtenidos por purificación, como el azúcar.

Una vez ingeridas, la proteínas se desdoblan en aminoácidos, ocho de los cuales son esenciales. A las proteínas que no contengan estos ocho aminoácidos se les llama de bajo valor biológico, esto es que por sí solas no podrán ser aprovechadas y deberán tomarse otros alimentos que contengan el resto.

Los alimentos de más alto valor biológico, en cuanto a su contenido en proteínas se refiere, son los siguientes:

Leche materna y huevo entero de gallina: 100 (valor biológico).
Carne, pescado y leche de vaca: 75.
Soja: 70.
Arroz: 60.
Trigo y leguminosas: 50.

Aunque a primera vista parece ser que el huevo de gallina es el alimento proteico ideal, no es así, porque un alimento hay que juzgarlo por su composición global y por la posibilidad que tenga de dañar la salud si se toma en demasía.

El huevo, al igual que la carne, necesita ser sometido a altas temperaturas para que sus proteínas se coagulen y puedan ser aprovechadas; es por esto que tomarlos crudos no es beneficioso, ni siquiera desde el punto de vista nutriente. Si a esto añadimos que el huevo crudo contiene AVIDINA, que es una sustancia que provoca carencia de vitamina H por antagonismo, veremos la necesidad de someterlo a cocción.

Aquellas personas que, por enfermedad o educación vegetariana, no deseen comer carne, pescados o huevos, podrán asegurarse su ración de proteínas mediante la ingestión de cereales, soja y frutos secos, pero deberán tener especial cuidado en combinarlas, ya que los cereales carecen del aminoácido LISINA y la soja de METIONINA. Tomando una alimentación lo más variada posible no existe este problema.

Principales fuentes de proteínas

Carne

De lo primero que hay que dejar constancia es que, sea cual sea la parte del animal, toda es de igual calidad en cuanto a contenido alimenticio. Otra cosa es el sabor o la cantidad de grasa y sustancias afines que contengan.

La carne más idónea para ser consumida es la que no tiene más de diez días desde que fue sacrificado el animal. Lo ideal es tomarla nada más sacrificarlo, como hacen los carnívoros, sin que el proceso de putrefacción haya comenzado, aunque esté algo dura.

La carne contiene generalmente un 20 por 100 de proteínas de alto valor biológico, así como hierro y vitaminas B-1 y B-12, aunque su contenido calórico es muy bajo; por eso no es un alimento precompetitivo.

La carne cruda no solamente no es más alimenticia (por no poder ser asimilada en su totalidad), sino que corremos el riesgo de coger la toxoplasmosis o la tenia.

De todas las carnes, las más recomendable es la de caballo que, además de ser pobre en grasas, está exenta de parásitos.

Le sigue en importancia la carne de vaca, pollo, conejo y pavo, las cuales pueden consumirse indistintamente, debiendo tomarse con preferencia las de pollo y conejo cuando se desee un bajo contenido en grasas.

Las carnes de cordero (muy grasa), cerdo (grasienta y con demasiadas toxinas), así como la de gallina y pato, deberían excluirse de las dietas de los deportistas.

La caza proporciona carnes muy ricas en grasas, pero dado que el animal para evitar ser atrapado ha corrido o volado mucho y muy fuerte, habrá acumulado en sus músculos productos tóxicos procedentes de los metabolitos de la fatiga, por lo que deberá evitarse su ingestión.

Pescados

El contenido alimenticio es similar a la carne, en especial aquellos llamados «azules» o grasos. Son muy ricos en fósforo, azufre, hierro, cobre, yodo y vitaminas, sobre todo A y D, de ahí la acción antirraquítica del hígado de bacalao.
Tienen el inconveniente de que se descomponen con rapidez y pueden ocasionar serios trastornos.

Mariscos

Por su riqueza en purinas y la facilidad con que provocan fenómenos alérgicos, no deberían ingerirse en épocas de competición.
Son muy ricos en manganeso, cobre, yodo, cinc, fósforo y vitamina B-1.
Perjudican las articulaciones al depositar en ellas productos procedentes de su metabolización.

Huevos

Su valor alimenticio está tanto en la yema como en la clara. La yema aporta un 12 por 100 de grasas (entre ellas el temido colesterol), además de hierro, fósforo y azufre. Contiene también lecitina, que es una grasa insaturada de gran valor alimenticio y con propiedades para emulsionar las grasas animales.

La clara está compuesta casi exclusivamente de ovoalúmina y sodio.

La forma más idónea para consumir el huevo es pasado por agua o mezclado con otros alimentos, pero nunca crudo.

La cáscara es muy rica en calcio y en muchos países se da pulverizada para combatir el raquitismo. Se puede extraer parte del calcio metiendo la cáscara en agua en ebullición (por ejemplo, cuando hagamos sopas o paella).

Leche

Alimento muy completo y que se puede tomar en muy variadas presentaciones: queso, pastas, dulces, yogur, batidos, etc.

La intolerancia real a la leche, que casi siempre se debe a la lactosa, no existe apenas, ya que es rara la persona que no la puede tomar unida a dulces, helados o yogur. Los problemas digestivos que suelen plantear son más debidos a la grasa que a la lactosa. La leche homogeneizada se suele tolerar bastante bien al estar fraccionados los glóbulos de grasa.

El niño la suele asimilar muy bien y rápidamente, gracias a un enzima llamado renina, que los adultos vamos perdiendo con el paso de los años.

La leche es rica en calcio, fósforo, potasio, sodio, azufre, hidratos de carbono (5 por 100), proteínas (3,5 por 100) y lípidos. Contiene también vitaminas B-2, A y D. La pequeña cantidad de vitamina C que contiene se pierde en los procesos de ebullición, necesarios para evitar la transmisión de tuberculosis y fiebres tifoideas.

Grasas

Alimento energético de más valor que los hidratos de carbono, ya que 100 gr. de grasa proporcionan 1.000 calorías.

Hay que distinguir primero entre las grasas sólidas, como la manteca y la mantequilla, y las líquidas, como los aceites. También habría que hacer un segundo grupo entre las grasas saturadas y las insaturadas.

Voy a nombrar alguna de las grasas más comunes:

Manteca de cerdo

Se obtiene de los tejidos que rodean el estómago y riñones del animal. Se llama sebo cuando se extrae de ganado vacuno. No es recomendable su ingestión.

Mantequilla

Es la parte grasa de la leche y es muy rica en vitaminas A y D, pero es mejor sustituirla por margarina, siempre y cuando vayan enriquecidas con vitaminas.

Margarinas

Mediante un proceso de hidrogenación se convierten en grasas sólidas y tienen un agradable sabor. Poseen un alto valor como alimento, por su gran contenido en grasas insaturadas y vitamina E, ambas necesarias para el buen estado de las arterias y el corazón. Son muy digestivas.

Aceites

Los más utilizados en nuestro país son los de oliva, girasol y soja. Las diferencias entre ellos está, más que nada, en la proporción de grasas insaturadas/saturadas que contienen.

Ya se ha dicho que la alimentación humana debe contener una mayor proporción de grasas insaturadas y éstas se encuentran en los aceites de girasol, maíz y soja. El aceite de oliva solamente contiene un 5 por 100.

Todos estos aceites contienen cantidades elevadas de vitamina E y los derivados de soja aportan una cantidad apreciable de proteínas.

El problema está en que solamente el prensado en frío, para extraerlo, nos da la garantía de que tienen todos sus principios nutritivos. Por desgracia, es un método que apenas se usa, porque es muy costoso.

Frutos oleaginosos

Las almendras, cacahuetes, avellanas, nueces, etc. son un medio excelente para asegurarnos el suministro de grasas que necesitamos, quizá mejor que mediante la utilización de aceite, que se descompone a causa de las altas temperaturas de la cocción y fritura.

Las vitaminas

Es raro el deportista que no utilice o haya utilizado más de una vez pastillas a base de vitaminas, la mayoría de las veces sin saber por qué ni cuál tomar.

En este capítulo se van a analizar solamente aquellas

que puedan ser útiles en la práctica deportiva, tanto para prevenir posibles carencias provocadas por el ejercicio, como para ayudarnos en épocas competitivas o de recuperación.

Quizá sea la vitamina C (ácido ascórbico) la más utilizada de todas y ésa será la que se estudie en primer lugar.

Vitamina C

Su misión en el organismo es actuar como oxirreductor, facilitando el transporte de hidrógeno a las células. Favorece la maduración de los glóbulos rojos y la síntesis de la hemoglobina, gracias a que ayuda a la absorción del hierro.

Tiene un papel importante en la formación de hormonas, ya que cantidades altas de vitamina C se encuentran en los tejidos suprarrenal, testicular y ovárico.

El músculo también es un receptor de esta vitamina.

Su acción es necesaria también para el buen funcionamiento del hígado y de los músculos, ya que sin ella disminuyen las tasas de glucógeno.

Es necesaria para la formación del colágeno, proteína que cementa entre sí las paredes de los tejidos, y para el buen estado de los capilares y la coagulación de la sangre.

La carencia de vitamina C puede aparecer por múltiples causas, aun cuando la alimentación pueda estar equilibrada.

He aquí algunas de ellas:

- Infecciones, aunque sean de poca importancia.
- Consumo de tabaco, ya que destruye parte de la vitamina absorbida.
- Consumo de medicamentos, tales como la aspirina, anticonceptivos, antiácidos, etc.
- Hervir las verduras durante varios minutos.
- Esfuerzos físicos repetidos.

Como se puede comprobar, a veces no basta tomar una alimentación correcta para prevenir su carencia y será necesario un aporte extra de ella. La podemos encontrar en abundancia en la coliflor, la fresa, la piña y, en menor proporción, en la naranja y el limón.

Cuando utilicemos zumos de naranja, hay que tener en cuenta que el aire y la luz la oxidan rápidamente y por tanto debemos consumirlos inmediatamente.

153

Respecto a la posibilidad de utilizar dosis extras farmacéuticas de vitamina C, éstas son las conclusiones:

Cantidades de uno o dos gramos diarios se han utilizado repetidas veces para lograr estos efectos:

1. Aumentar la resistencia a las infecciones.
2. Aumentar la tolerancia al frío
3. Prevenir la aparición de calambres y agujetas.
4. Mejorar el tono muscular y la resistencia a la fatiga.

Un exceso de esta vitamina no parece ser peligroso, ya que una vez acumulada en el tejido muscular se elimina por orina. En algunos casos se ha observado hiperacidez gástrica y cristalizaciones en el riñón, pero que ceden al suspender su ingestión.

Vitamina B-1

Fue descubierta casi por casualidad cuando el beri-beri hacía estragos en todo el mundo, gracias a que las tribus que comían el arroz sin descascarillar no padecían la enfermedad y los que lo pulían sí.

Su misión en el organismo es la siguiente:

a) Necesaria para que se realice el metabolismo de los hidratos de carbono y de las grasas.

b) Activa la acetilcolina (sustancia que provoca el estímulo nervioso), logrando que la respuesta nerviosa se realice rápida y eficazmente.

c) Evita la destrucción de la vitamina C en el organismo.

d) Estimula el apetito y regula la función intestinal.

e) Protege a todo el sistema nervioso.

Aunque el ser humano no necesita más de 1,5 mg/día, un deportista debería tomar entre 5 y 10 mg, va que el esfuerzo físico aumenta sus necesidades.

El consumo de alcohol, la utilización habitual de glucosa, la ingestión de productos químicos como sulfamidas y ciertas formas de colitis provocarían rápidamente una carencia vitamínica.

El sudor y las temperaturas altas hacen que se eliminen cantidades importantes a través de los poros de la piel y será necesario, incluso, tomar suplementos vitamínicos.

Síntomas como tics nerviosos, calambres repetidos, alteraciones del ritmo cardíaco, temblores, palpitaciones en el cuello o sien, pinchazos difusos, hinchazón de abdomen, gases, pérdida de memoria, dificultad en concentrarse, insomnio, hormigueos, etc., nos pueden hacer pensar en una carencia vitamínica y ser necesarias dosis extras.

Las personas que toman suplementos de glucosa deberán ingerir un mínimo de 15 mg.

La vitamina B-1 se encuentra principalmente en el arroz y el pan integral, el germen de trigo, la levadura de cerveza y, en menor proporción, en: la soja, el jamón, los guisantes, las habas y judías, los garbanzos, las lentejas, las avellanas y la yema de huevo.

Por el grave peligro de provocar un shock anafiláctico, incluso la posibilidad de morir, nunca se deberá utilizar la vía inyectable.

Dado que las vitaminas del grupo B no actúan aisladas, deberán suministrarse todas juntas, aunque utilizando mayores cantidades de la que nos interese.

Vitamina B-6 (Piridoxina)

Aunque no se conocen enfermedades debidas a su carencia, sí parece ser la responsable de ciertos trastornos, aunque de una manera indirecta.

- Interviene directamente en el metabolismo de las proteínas y se necesita para convertir el aminoácido triptófano en NIACINA, otra de las vitaminas del grupo B.
- Favorece la transformación, almacenamiento y utilización de los ácidos grasos esenciales.
- Mantiene la integridad del sistema nervioso al proteger la vaina de mielina.
- Tiene acción anabolizante y ayuda a utilizar las proteínas como fuente de energía.
- Activa y mejora el metabolismo muscular cardíaco.

Su carencia, aunque rara, puede aparecer por hervir durante demasiado tiempo la leche, por consumo de alcohol y cuando existen perturbaciones nerviosas.

Cantidades apreciables de vitamina B-6 las podremos encontrar en el germen de trigo y los copos de avena. También en el hígado de ternera, el salmón, la caballa, el conejo y la carne de vaca. Las nueces, el aguacate, la avellana y la soja contienen cantidades menores de piridoxina.

En épocas de entrenamiento intensivo, así como cuando se hace un consumo excesivo de proteínas, serán necesarias dosis de hasta 50 mg, pudiéndose aumentar esta dosis sin riesgo alguno.

Dosis de 300 mg nos ayudarán a conciliar el sueño y a recuperarnos rápidamente de un sobreesfuerzo muscular.

Vitamina B-12

Esta vitamina no se suele utilizar en medicina deportiva como tal, sino en forma de coenzima, ya que las acciones son muy diferentes.

Como vitamina B-12 tiene una buena acción antianémica, pero el coenzima (dibencozide) es mucho más interesante y útil. De él nos vamos a ocupar a continuación.

Interviene en el metabolismo de los hidratos de carbono y de las grasas, pero es en el de las proteínas donde ejerce su principal acción. Favorece la síntesis de las proteínas y tiene, por tanto, una marcada acción anabolizante, esto es, que provoca aumento de peso y de la talla.

Unida a un régimen rico en proteínas proporciona un aumento y robustecimiento de la musculatura.

Tiene un importante papel como protector hepático y ejerce una beneficiosa acción contra ciertas sustancias tóxicas. También el actuar en el metabolismo del fósforo protege las células cerebrales.

La carencia de vitamina B-12 se da fundamentalmente por dos razones:

1. Por deficiencias en "factor intrínseco", sustancia que se encuentra en el estómago y que es imprescindible para la absorción de ésta vitamina, y
2. Por desnutrición o seguir un régimen estrictamente vegetariano.

La vitamina B-12 se encuentra principalmente en la carne, riñones y el hígado. En el reino vegetal existe en la levadura de cerveza y las algas marinas. Dosis altas de coenzima B-12 (1.000 mcgs) son interesantes cuando se necesita una ganancia en el volumen muscular y no parece que pueda tener efectos secundarios.

Vitamina E

Actualmente ha desplazado a la vitamina C, en cuanto a su uso masivo, para un sinfín de enfermedades o aplicaciones. Las dos acciones que más llaman la atención son las que hacen alusión a su efecto en los órganos genitales y la posibilidad de retrasar el envejecimiento. No se aclarará ahora ninguno de estos efectos, por no venir al caso.

Tiene una acción protectora contra la oxidación de los ácidos grasos esenciales y evita por tanto la degeneración celular. También evita la acumulación grasa en el hígado y mantiene el tono y la elasticidad del sistema muscular. Los ligamentos y tendones también se benefician de esta acción.

La carencia en el hombre no se conoce; salvo en aquellas personas a las que se les ha extirpado el estómago. Los niños recién nacidos pueden acusar un tipo de anemia (por fragilidad de los glóbulos rojos), que se debe a una deficiencia en vitamina E.

Se encuentra ampliamente distribuida por toda la Naturaleza, de ahí que sea difícil encontrar un estado de carencia, pero principalmente en: el germen o aceite de girasol, maíz o soja. También, aunque en menor proporción, en las avellanas, almendras, cacahuetes, judías y yema de huevo.

Los minerales

La necesidad de reponer las sales minerales consumidas durante el ejercicio es tan vital y necesaria como el consumo de proteínas o vitaminas; sin embargo, a la hora de ajustar los elementos indispensables de la alimentación, nadie se ocupa de los minerales y de los oligoelementos.

El agua común conlleva una cantidad apreciable de calcio, magnesio y flúor, pero no en cantidad suficiente como para que no necesitemos otra fuente de procedencia, como podrían ser las frutas y hortalizas.

Las llamadas aguas minerales no tienen por qué ser más ricas ni más saludables que el agua del grifo y hasta

es posible que contengan menos cantidad de minerales. La única ventaja es que nos dan garantía de pureza bacteriológica, pero hasta esto habría que analizarlo mejor, ya que los fraudes están a la orden del día. Pensemos con lógica en la cantidad de agua envasada que se vende en nuestro país (millones de litros) y nos daremos perfectamente cuenta de que no hay suficientes manantiales de agua potable en España como para llenar tantas botellas. ¿De dónde sale el resto? Pues del grifo, naturalmente. Es posible que se tomen la molestia de «purificarla» o «depurarla», pero en este proceso lo más probable es que se pierdan la mayoría de los minerales que contenían.

Una dieta normal puede contener perfectamente todos aquellos minerales que necesitemos, pero no ocurre lo mismo cuando realizamos un deporte, ya que las necesidades aumentan.

Los minerales más necesarios son: sodio, magnesio, fósforo, azufre, cloro, potasio y calcio. En menor proporción, pero también necesarios, están: flúor, silicio, vanadio, manganeso, hierro, cobalto, níquel, cobre, cinc, selenio, molibdeno, estaño y yodo.

En este capítulo sólo se analizarán los más importantes para el deportista y de los que, quizá, necesitemos un aporte extra, como son: sodio, magnesio, fósforo, potasio, hierro y calcio.

Analicemos primero el sodio y el potasio, que necesariamente deben ir unidos, como veremos a continuación:

Sodio y potasio

El sodio, en forma de cloruro sódico (sal común), es el mineral más desprestigiado y del que todo el mundo quiere prescindir. Se le echa la culpa de toda clase de males, como la hipertensión, la nefritis, la obesidad, etc., pero el problema está en que tomamos demasiada sal común y, por si fuera poco, privada del magnesio y potasio que le dan el equilibrio necesario.

La Naturaleza nos brinda, a través de los alimentos, suficientes formas de ingerir cloruro sódico, pero lo cierto es que hoy casi nadie prescinde de la sal en las comidas; sal que en estado natural, esto es, unida al magnesio, el bromo y el yodo, constituye un buen elemento para la nutrición. Pero la mano del hombre, al refinarla y cristalizarla, para darle un buen aspecto, la priva de esos minerales tan vitales y nos deja un producto desequilibrado y dañino.

Durante la abundante transpiración de un ejercicio perdemos cantidades importantes de cloruro sódico, pero también de potasio, elemento éste sin el cual no podremos eliminar agua y se acumularán los metabolitos tóxicos de la fatiga en nuestro organismo, y esto nos puede acarrear incluso la muerte. Por tanto, no basta con que tomemos un aporte extra de sal, sino que también deberemos unirla al potasio en forma de gluconato potásico.

161

También lo podemos ingerir tomando higos, dátiles, ciruelas o albaricoques.

Muchos dolores de costado, punzadas, calambres musculares y pérdidas momentáneas de conciencia se deben a un descenso de los niveles de potasio en el organismo.

Por tanto, y resumiendo, se deben tomar antes de competiciones y esfuerzos intensos dosis extras de sodio y potasio, sobre todo en épocas calurosas. En las farmacias y herbolarios nos orientarán sobre los productos existentes.

Magnesio

Aunque es conveniente unirlo al calcio, en esta ocasión se va a analizar individualmente, dada la gran propaganda que se le está haciendo en la actualidad.

El magnesio está ampliamente distribuido por la naturaleza, pero aun así los casos de carencia son abundantes y a veces se confunden con la carencia de calcio, ya que los síntomas son similares: irritabilidad, apatía, tetania y aumento incontrolado de los reflejos.

Es necesario para la correcta estabilidad muscular y el buen estado de los ácidos nucleicos. Enfermedades como la insuficiencia renal, diarreas, alcoholismo y desnutrición acarrean con seguridad un déficit en magnesio.

En estado natural lo podemos encontrar en la almendra, el cacahuete, la soja, la avellana, los copos de avena y las nueces.

También se vende en farmacias y herbolarios en muchas y variadas presentaciones.

Parece ser que un aporte extra de magnesio sería beneficioso para la salud y las sobredosis no causan daños aparentes. De todas formas, las investigaciones sobre el tema no han hecho más que empezar.

Calcio y fósforo

Estos dos minerales trabajan conjuntamente en la formación de los huesos y aunque la carencia de fósforo es rara, no así la del calcio, que se da incluso en adultos.

El calcio, además de ser imprescindible para el sistema óseo, interviene en la coagulación de la sangre y para mantener la adecuada excitabilidad muscular.

Para ser absorbido, y por tanto aprovechado, es necesaria la presencia de la vitamina D y cierta cantidad de proteínas y grasas. La acción de los rayos solares disminuye las necesidades de vitamina D.

Cantidades importantes se encuentran en el queso, las sardinas, la almendra, la avellana, la soja, la leche y la yema de huevo.

Referente al fósforo, hay que decir que tiene una importancia vital en los deportistas, ya que sin él no se realiza la fosforización y, por tanto, no hay energía disponible.

Expertos en preparación deportiva aconsejan tomar suplementos de fósforo, ya sea en forma natural (queso, soja, copos de avena, huevo, chufas, etc.), como en preparados farmacéuticos.

Hierro

Es necesario para la formación de hemoglobina y, consecuentemente, para el transporte de oxígeno a las células.

Sin él, la función respiratoria sería imposible y en los casos leves de carencia (anemia) existe una disminución importante de la vitalidad, con fatiga pronta y falta de concentración.

La carencia de hierro es bastante frecuente (sobre todo en mujeres), pero se detecta con facilidad a causa de la palidez de piel y mucosas.

Los deportistas necesitarán tomar dosis extras de este mineral, que se encuentra principalmente en la carne. El cacao, las morcillas, la soja, las judías, los garbanzos, las lentejas, el hígado, la yema de huevo y los mejillones son una fuente importante de hierro. Las espinacas, en contra de la creencia popular, contienen cantidades ínfimas.

El alcohol y la vitamina C ayudan a la absorción del hierro por el organismo.

PREGUNTAS SOBRE ALIMENTACIÓN

Sobre alimentación correcta no se puede asegurar nada ni dogmatizar, ya que existen muchos factores, como son el estado de salud, el paladar, la edad, etc., que nos pueden exigir cambiar nuestras costumbres. Vayan pues estas respuestas como algo meramente indicativo.

¿Cuáles son los principales hidratos de carbono?

Están divididos en dos grandes grupos, como son los almidones (pan, cereales, pastas, arroz, galletas, patatas y legumbres secas) y los azúcares (sacarosa y miel).

¿Qué es el metabolismo basal?

Es el consumo de calorías en estado de reposo de un sujeto acostado, despierto, sereno y con una temperatura ambiental de 20°. En estas condiciones la persona consume solamente las energías necesarias para los movimientos respiratorios, latidos cardiacos, funcionamiento del aparato digestivo, vida celular, etc.

¿El hecho de adelgazar o engordar tiene algo que ver con el metabolismo?

Por supuesto. Si un individuo ingiere más calorías de las que su organismo puede metabolizar, engordará y viceversa.

No obstante, una persona puede adelgazar, incluso si está correctamente alimentada, si se dan algunas de estas circunstancias:

a) Aumento de la actividad muscular.
b) Pocas horas de sueño.
c) Vivir en altitudes superiores a los 2.000 metros.
d) Medicamentos como la cafeína, adrenalina, extracto
   de tiroides, anfetaminas, etc.
e) Fumar cigarrillos.
f) Estados de ansiedad o angustia.
g) Estados febriles.

¿Qué deportes son los que consumen más calorías / hora?

En primer lugar las pruebas de esquí de velocidad (960 c/h), seguidas de las carreras de 1.000 metros (930 c/h) y los combates de judo, full-contact Kung-fu y taekwondo (900 c/h). Otros deportes como el footing (700 c/h), el ciclismo (360 c/h), la natación (450 clh), el tenis individual (800 c/h) o el fútbol (400 c/h), también habrá que tenerlos en cuenta a la hora de planificar nuestra alimentación.

¿Cuáles son los errores más frecuentes en alimentación?

Se consumen demasiado poco los productos lácteos, verduras y frutas, y excesivamente los productos cárnicos, grasas animales, hidratos de carbono refinados y refrescos azucarados.

¿Es verdad que un desayuno abundante es mejor que el tradicional a base de café y tostadas?

No, exactamente. Desde luego que el desayuno tradicional español se queda demasiado corto y es por eso que mucha gente necesita tomar un bocadillo a media mañana. Lo ideal es que el desayuno represente el 25 por 100 de la alimentación total diaria y esto se puede lograr tomando cereales integrales con un vaso de leche, o una ración de churros, más una tostada con mantequilla y café con leche.

¿El alcohol es útil para combatir el frío?

Rotundamente, no. Proporciona calorías en gran cantidad, pero al pasar directamente a sangre no pueden ser utilizadas ni para el trabajo muscular, ni para la lucha contra el frío. La sensación de calor que se nota al tomarlo, producida por la vasodilatación, disminuye rápidamente y nos provoca un estado de frío peor que antes.

¿Es más aconsejable el pan normal o integral?

En principio habría que decir que es mejor el integral por su gran riqueza vitamínica, proteica y mineral, a lo que habría que añadir el contenido en salvado, pero lo cierto es que no todos los estómagos lo toleran bien y algunas personas con el tránsito intestinal muy acelerado podrían tener problemas, incluso de absorción de sus vitaminas.

Los deportistas, independientemente del pan que se trate, deberán eliminar la miga y tomar solamente la corteza, masticándola bien.

Si los hidratos de carbono son los mejores productores de energía, ¿no seria recomendable tomarlos en mayor cantidad?

Los glúcidos debemos tomarlos en cantidades algo superiores al 55 por 100 de la dieta total, ya que son el alimento energético por excelencia, pero en algunas personas cantidades muy altas les podrían provocar los siguientes trastornos:

a) Desarreglos digestivos (estreñimiento, gases, etc.).
b) Disminución del apetito y por tanto menor ingestión de las demás sustancias nutritivas, como son las proteínas y las grasas.
c) Déficit de calcio.
d) Aumento de peso y disminución de la fuerza muscular.
e) Caries dental a causa de la mayor acidez bucal.
f) Carencia de vitamina B-1.

¿Se puede hacer deporte en ayunas?

Nunca. Es muy peligroso, ya que las tasas de azúcar en sangre descienden rápidamente al cabo de media hora de ejercicio.

168

¿Cuáles son los síntomas de esa falta de azúcar?

Fatiga, malestar, ansiedad, irritabilidad, sudores, lipotimia, etc.

¿Tomar azúcar soluciona algo?

El azúcar normal o la glucosa pura tardan aproximadamente 20 minutos en poder ser utilizados por el organismo y esto a costa de una gran sobrecarga hepática y un consumo fuerte de vitamina B-1. La miel, el polen y algunos alimentos como las uvas, los higos, la remolacha, los dátiles, etc., son más eficaces.

¿Es muy necesaria la carne para el deportista?

Desde luego no más que el pescado o los cereales. El organismo no diferencia si el consumo de proteínas es de origen animal o vegetal, y lo único que importa es el valor biológico de ellas, esto es, la riqueza en aminoácidos esenciales que contenga.
Lo que sí es necesario aclarar es que, independientemente de la parte del animal que comamos, el contenido en calidad nutritiva es el mismo y las únicas diferencias pueden estar en el sabor o en la dureza. Las carnes de ternera son inferiores en cuanto a cantidad de vitamina y minerales y tampoco importa el tomarla poco o mucho hecha, aunque esto último provoca, con demasiada frecuencia, la aparición de parásitos

intestinales, sobre todo en los niños.

¿Qué se puede decir de la leche?

Contiene una proteína, la caseína, de gran valor biológico, así como hidratos de carbono y grasas. También es rica en calcio, fósforo, potasio, azufre y vitaminas B y A, pero es muy pobre en vitamina C y hierro. Nunca
se debe tomar descremada, a no ser por problemas especiales, ya que esto acarrea problemas de absorción de principios nutritivos. Las personas con intolerancia a las grasas deberán tomarla higienizada. Esta última es, de las leches frescas, la que más tiempo se conserva, pero una vez abierta se debe consumir en veinticuatro horas.

¿El consumo extra de proteínas aumenta la potencia muscular?

Puede mejorar las contracciones cortas y energéticas, pero perjudica las de larga duración. Quizá sea más importante la constitución del individuo que la cantidad o calidad de las proteínas. Así, a las personas gordas y asténicas les beneficiará una alimentación más rica en carnes (o cualquier otro alimento rico en proteínas) y a los nerviosos un aumento de los vegetales.

¿Es mejor la alimentación vegetariana que la mixta?

Si la alimentación naturista es equilibrada en cuanto a la utilización de vegetales, cereales, leche, huevos, azúcares, etc., es perfectamente normal para asegurarnos la salud y podemos practicar perfectamente cualquier deporte. Lo importante es no caer en fanatismos y dejar de comer alimentos adecuados por ignorancia. No obstante, teniendo los suficientes conocimientos sobre preparación culinaria y necesidades nutritivas, se podría pasar perfectamente sin tomar alimentos animales, aunque quizá habría que tener cuidado en la posibilidad de una carencia de vitamina B-12. La incorporación de algas podría solucionar este problema.

Las personas que prefieren la alimentación mixta, deberán tener en cuenta que no les debe faltar los aceites vegetales, abundante cantidad de verduras crudas o cocidas al vapor y la toma diaria de leche, miel y fruta.

¿Las aguas minerales son útiles?

No más que el agua común, a la cual podemos disimular el sabor a cloro enfriándola o añadiendo zumo de limón. Las que se anuncian como pobres en sodio pueden llegar a ser perjudiciales para los deportistas.

¿Qué zumos de frutas son los más indicados?

Indudablemente los de uva, que se tomarán una hora antes del esfuerzo, y los de limón y naranja,

171

que nos ayudarán a combatir las concentraciones de ácido láctico, pero que deberán ser tomados con las comidas.

¿Vino o cerveza?

El vino contiene un 80 por 100 de agua y un porcentaje de alcohol etílico de un 10 por 100 aproximadamente. También contiene azúcares, sales minerales, glicerina y albúminas. Parece ser que favorece la digestión de las carnes y los quesos. La cerveza contiene entre un 2 y un 5 por 100 de alcohol y una pequeña porción de minerales, vitaminas B y aminoácidos. Sin embargo, la presencia de gas carbónico y lúpulo (con su contenido en estrógenos) no la hace recomendable para deportistas varones, ni para aquellos que tengan problemas de fermentaciones intestinales o dilatación estomacal.

He oído que se encuentran hormonas femeninas en muchos alimentos. ¿Es cierto?

Totalmente cierto. Además de la cerveza, que puede contener hasta 30 mg por cada 100 gr. de lúpulo, están los granos de avena germinada, la grasa de vaca, el tocino de cerdo, la manteca, la mantequilla y la piel del pollo y gallina. En cantidades menores aparecen también en la leche.

¿Qué sustancias pueden provocar aumentos de la fuerza muscular o de la efectividad deportiva?

Aparte las dosis extras de vitamina C, que se pueden cifrar entre los 300 ó 1.000 mg diarios, están el ácido glutámico (400 mg), el aspártico y la arginina 1.()00 mg), la vitamina B1 (25 mg) y una mezcla de sodio, potasio y

glucosa. También el ginseng, eleuterococo, vitamina B-15 y octacosanol.

¿Se deben suprimir la sal y la grasa de los alimentos, así como el azúcar?

Esta práctica en una persona normal provocará a corto plazo muchos más trastornos de los que pretende mejorar, pero si lo hace un deportista las consecuencias son gravísimas.

Lo que se debe hacer es utilizar sal marina (incluso yodada), azúcar moreno o, mejor, miel y tomar suplementos de lecitina, que emulsionará las grasas de los animales que tomemos.

¿Es cierto que los calambres y los dolores de costado son debidos principalmente a deficiencias nutritivas?

La mayoría de las veces sí. El tragar los alimentos sin masticar, con lo cual la saliva no se mezcla con la amilasa, provoca que los granos de almidón no puedan metabolizarse y como consecuencia aparecen fenómenos de flatulencia, calambres diafragmáticos y dolores de costado. El tomar bicarbonato, a la larga, empeora estos problemas.

173

El déficit de potasio y vitamina B1 también provoca estos trastornos.

CAPÍTULO 13

¿ES BUENO EL EJERCICIO PARA ADELGAZAR?

Alguien debe estar muy equivocado al afirmar cuáles son las causas de la obesidad, ya que ésta - ¿enfermedad?- sigue siendo la más extendida de todas y la más difícil de corregir de una manera definitiva.

Cada vez que una enfermedad se vuelve rebelde al tratamiento generación tras generación pienso si la verdadera causa no será aquella que los médicos preconizan. Este razonamiento se puede hacer extensible a una larga lista de enfermedades aún no resueltas (solamente mitigadas a base de fármacos), como es el caso de la diabetes, la úlcera duodenal, la psoriasis, etc. A todas ellas se las considera bien definidas y con unas causas totalmente admitidas, pero nadie es capaz de curarlas de una manera definitiva.

La lógica quizá nos dé a entender que deberíamos revisar otra vez el origen y no dar por buenas las explicaciones que algún sabio doctor dio de ellas hace muchos años.

Y centrándonos en la obesidad, los doctores no lo deben tener muy claro a juzgar por los miles de personas que siguen obesas, la mayoría de ellas después de haber pasado torturas dietéticas sin fin.

El aspecto que tiene una persona después de haber sido sometida a un drástico régimen pobre en calorías es desalentador: su piel está marchita, los ojos hundidos, los músculos flojos y su aspecto general nos recuerda más a un convaleciente que a una persona que se supone debería estar pletórica de salud al recuperar su "peso ideal".

Pasados los meses esa misma persona vuelve a recuperar casi en su totalidad el peso anterior, ya que su organismo le presiona una y otra vez para que vuelva a comer en la cuantía necesaria, aunque ésta le provoque el temido engorde.

No es mi intención definir cuáles son las verdaderas causas de que una persona antes delgada se vuelva obesa con los años, ya que yo mismo quizá volviera a caer en un nuevo error, y lo único que voy a hacer es hacerles una serie de preguntas basadas en la lógica y la observación:

- ¿Es verdaderamente el desfase entre calorías consumidas y quemadas la causa de la mayor parte de las obesidades?
- ¿Son todas las calorías iguales, sea cual sea su procedencia?
- ¿No será la obesidad una defensa del organismo y no una alteración?
- ¿De qué manera interviene la gravedad de la Tierra en los depósitos de grasa en el tejido adiposo?
- ¿Es verdaderamente el exceso de grasa el responsable de la obesidad?
- ¿Una persona obesa no será también una

persona desnutrida? Y si es así, ¿no será que el organismo se hincha para captar nutrientes esenciales?

- ¿No se debería considerar el espejo como el mejor indicativo del peso ideal para cada persona y no la báscula?
- ¿No estará todo el problema radicado en un consumo excesivo de alimentos refinados y una carencia de ejercicio cotidiano?

Piensen ustedes en estas preguntas y quizá lleguen a una conclusión más acertada que la actual. Aquí comentaremos las posibilidades que una persona tiene de perder peso mediante el ejercicio, ya que es, a mi entender, una manera mucho más saludable y razonable de perder peso que mediante drásticos regímenes alimenticios, aunque es justo recordar que con los regímenes hipocáloricos las bajadas de peso son espectaculares (y en la misma medida lo son los efectos secundarios).

La práctica cotidiana del ejercicio no suele adelgazar demasiado a casi ninguna persona y todo lo más que se puede esperar es una disminución de dos o tres kilos el primer mes y un descenso muy paulatino durante cinco o seis meses siguientes, pero todo ello siempre y cuando el ejercicio efectuado sea igualmente razonable y bien dirigido, ya que en caso contrario la persona puede ver aumentado su apetito a causa de un aumento en las necesidades nutritivas.

Pondré algunos ejemplos:

Si una persona obesa acude a un gimnasio y se incorpora a la tabla de ejercicios del resto de los alumnos, estará tratando de acomodar su cuerpo, su vitalidad y su consumo calórico al resto de sus compañeros, pero sin que ello quiera decir que sea lo más adecuado para su cuerpo. La solución correcta iría por una semiindividualidad, en el sentido que cada alumno realizara el tipo de movimiento indicado pero a la cadencia y con la amplitud que desee, hasta que llegado un momento su organismo le indique que debe interrumpirlo.

De esta manera estará adecuando el ejercicio a sus necesidades y la clase no tiene por qué perder cierta colectividad. Otro factor muy importante para conservar esta individualidad es que la persona pone su límite al sufrimiento físico y no rechaza las clases de gimnasia, ya que normalmente le son placenteras.

Es en este punto del placer en el que están equivocadas las mayoría de las personas, bien sean monitores o alumnos. Solamente mediante el trabajo placentero de la preparación física se pueden lograr éxitos sólidos. Los ejercicios extenuantes, los sudores copiosos y el dolor muscular son reliquias de unas ideas sobre el mejoramiento físico totalmente improcedentes. Para que el cuerpo mejore, tanto en salud como en estética, el ejercicio debe ser placentero.

Dejemos el sufrimiento para los deportistas profesionales, los cuales no tienen inconveniente en deteriorar su salud a largo plazo si con ello consiguen mejorar y ganar premios en ese momento. Pero la mayoría de las personas acuden al deporte solamente para mejorar su condición física y mucho más aquellos que lo hacen por motivos estéticos y de salud. No necesitan ganar a nadie, solamente a ellos mismos.

El primer requisito, por tanto, para perder peso con el ejercicio está indicado: ejercicio a un ritmo suficiente para cada persona, pero sin que llegue a ser agotador. Los movimientos deben ser agradables de realizar, fáciles de comprender y en posición corporal correcta.

El segundo requisito es la frecuencia. Parece ser que el trabajo en días alternos está considerado el más adecuado, ya que así damos tiempo al organismo a que reponga las energías consumidas y, lo más importante, le damos el margen suficiente para que se noten los beneficios, ya que es durante la fase de descanso cuando se realizan las modificaciones corporales. Durante el esfuerzo físico nuestro organismo está concentrado exclusivamente en la adaptación de todo nuestro cuerpo al movimiento y en este momento no hay cambios importantes. Mirarse al espejo después de una clase de gimnasia no es una buena solución para juzgar los beneficios, siendo mejor esperar a un fin de semana para ello.

Otra frecuencia de trabajar que puede ser igualmente válida sería la diaria. pero siempre y cuando la intensidad no sea muy alta, ya que lo que se pretende es el trabajo placentero ante todo. De cualquier manera, se deberá interrumpir el ejercicio al menos un día a la semana.

El tercer factor importante es la duración del ejercicio y en este punto las conclusiones parecen estar igualmente claras. Menos de diez minutos de trabajo solamente producen mejoras a nivel general, en el factor elasticidad y en la destreza, pero apenas nada nos ayudará a bajar de peso o mejorar sensiblemente nuestra condición física. A partir de los quince minutos de trabajo el organismo ya ha realizado su adaptación al movimiento y se encuentra en buenas condiciones para continuar.

Pasada la media hora (y siempre refiriéndome a personas normales), comienza el consumo de reservas energéticas y el endurecimiento de la masa muscular. Si la persona en cuestión se siente bien y con suficientes fuerzas, deberá continuar el ejercicio, ya que es precisamente entonces cuando su cuerpo comenzará a cambiar de una manera sustancial. Desde este momento hasta los 45 minutos -cifra reconocida como ideal- todo el organismo está trabajando a tope y, si tenemos la precaución de intercalar ejercicios de estiramiento y respiración al finalizar, la clase habrá sido un éxito. El deseo de reanudarla cuanto antes quedará como una obsesión en nuestra memoria.

Un cuarto factor para el adelgazamiento mediante el ejercicio estaría en el tipo de deporte elegido, ya que no todos proporcionan los mismos beneficios y cambios corporales. Por ejemplo: centrarnos exclusivamente en una zona corporal, como pueden ser las caderas o el estómago (por ser estas zonas las que con más frecuencia engordan), no nos conducirá a adelgazar allí precisamente, y lo más que conseguiremos será darlas algo de firmeza muscular y descompensar el resto del cuerpo.

El trabajo del: e ser generalizado, nunca localizado, aunque no está de más el insistir en aquellas zonas que más nos preocupan, bien sea repitiendo los ejercicios de esa zona o, más importante aún, estirándolos largamente. Sobre este último factor, no hay que olvidar que los yoguis suelen ser personas muy delgadas y su técnica se basa principalmente en el estiramiento.

Cualquier deporte que hagamos deberá incluir al menos quince minutos diarios de estiramientos, si queremos ganar salud y fortaleza, y adelgazar con él.

En cuanto a deportes propiamente dichos, encontramos como los más idóneos para un acondicionamiento general a la gimnasia de mantenimiento, el aeróbic (no más de 30 minutos) y la gimnasia rítmica. Detrás de ellos podremos incluir al footing, el alpinismo, la marcha, la natación, las artes marciales y el atletismo. Todos ellos son válidos para el fin perseguido, pero teniendo en cuenta que quizá no mejoren todo el cuerpo de una manera homogénea.

Por ejemplo, el footing es bueno para adelgazar de una manera global, pero el aspecto externo quizá no sea del agrado de todos, ya que la parte superior suele adelgazar más que la inferior y las piernas es seguro que aumentarán de masa muscular. Caso contrario ocurre con la natación, la cual desarrolla más la parte superior que la inferior, quedando la espalda claramente hipertrofiada. Estos aspectos deben tenerse muy en cuenta, ya que es posible que la persona no mejore estéticamente en la medida que desea, aunque consiga bajar de peso general.

Otros deportes, como es el caso del culturismo, la danza, el patinaje, el esquí o el tenis, pueden ser una buena solución para alternarlos con los mencionados en primer lugar, ya que darán a nuestro cuerpo un complemento perfecto y evitarán la monotonía que se declara al cabo de unos meses de práctica. Alternar, por tanto, la gimnasia de mantenimiento con otro deporte puede ser la solución idónea para que la persona acuda a un gimnasio durante muchos años.

Sobre este asunto hay que explicar que nunca se pueden esperar mejoras sustanciales ni definitivas solamente con dos meses de práctica, y que para que éstas se hagan sólidas deberemos dar tiempo al tiempo tomándonos el ejercicio con calma, ya que en la misma medida en que aumentemos la intensidad del ejercicio así será luego igual de rápida la caída de lo logrado.

Ejercicios moderados durante largo tiempo producen mejoras prolongadas.

Ejercicios intensos durante poco tiempo generan enfermedades y mejoras poco duraderas.

Y sobre las calorías consumidas durante el ejercicio quiero insistir que no todas las calorías son de igual importancia en las dietas de adelgazamiento, ya que aquellas procedentes de alimentación animal son más perjudiciales y más difíciles de quemar que aquellas otras procedentes de los alimentos de la tierra.

Esta diferencia entre calorías consumidas y el gasto calórico, aparentemente pequeña, es la que puede motivar que el proceso de engorde se realice paulatinamente, casi de una manera imperceptible.

De cualquier manera, aun cuando las energías consumidas fuesen superiores a las gastadas, la obesidad nunca se declararía si la persona consumiese con preferencia productos integrales, alimentos ricos en fibra, suficiente cantidad de verduras ricas en sales minerales, y evitase en lo posible los productos de origen animal.

El cambio de los azúcares refinados por los naturales (miel, azúcar moreno) y el cambio de sal común por sal marina son también elementos imprescindibles a la hora de mantenerse en el peso correcto, lo mismo que el cambiar el café y el té por infusiones de menta o malva.

Obesidad, ¿cuestión de gustos o enfermedad?

Observo que también la opinión de las gentes está muy manipulada por las modas médicas. Hace anos se pensaba que todo el mundo estaba carente de vitamina C y se puso casualmente de moda el Redoxón. Anteriormente, la carencia de hierro era el mal más extendido y todos los médicos recetaban el Fercobre a cualquier persona que tenía un poco de ojeras. Tampoco hay que

olvidar la moda del calcio en la década de los 50 y todo niño que estaba desganado, nervioso, dormía mal, no crecía lo suficiente o tenía anginas de repetición recibía una y otra vez dosis de calcio 20.

Y en esto de las modas médicas se llegó hasta el extremo de utilizar los corticoides (cortisonas) indiscriminadamente, de vender las anfetaminas libremente en las farmacias a los estudiantes o de utilizar los antibióticos (Benzetacil 6-3-3) como preventivos.

Tal cantidad de errores afortunadamente pasaron a la historia, no sin antes hacer daños irreversibles a miles de personas confiadas.

Ahora está de moda la delgadez bien llevada. No aquella tipo tuberculoso de nuestros antepasados, pero sí un cuerpo carente en absoluto de grasas externas; las internas (colesterol, arteriosclerosis) parece que no son tan importantes a juzgar por los millones de personas que están más empeñadas en adelgazar que en conservar la salud.

Es bien sabido que en los años de la última guerra mundial no existían apenas obesos en la población, salvo quizá en la clase privilegiada. O sea, el patrón podía estar obeso, pero el obrero no. En aquellos la obesidad era signo de buen comer y en el otro la delgadez era consecuencia del duro trabajo que realizaba. Cuestión de puntos de mira, nada más.

Enfermedades tan comunes como la diabetes, hipertensión, exceso de colesterol o gota, apenas se daban. Los llamados factores de riesgo no se tenían en cuenta y los análisis de sangre de aquella época tenían una característica común: la sangre era muy fluida.

Junto a esta población delgada, los médicos y las madres pensaron que las causas eran exclusivamente la malnutrición.

Para remediarlo, refinaron el pan hasta convertirlo en un producto precioso y pulido llamado pan blanco (algo más caro, por supuesto), dijeron que las patatas y las legumbres eran la comida del pobre y recomendaron carne y jamón serrano a toda persona debilitada o de familia rica. Cuando una persona estaba delicada la madre le traía un filete de ternera y si era de familia bien el niño recibía todas las tardes su suculento bocadillo de jamón serrano, por supuesto delante de sus amigos pobres que se conformaban con el bocadillo de sardinas o el de pan con aceite y azúcar.

Por todo ello, el uso y abuso de las carnes, en especial la de cerdo, desbancó totalmente al pescado, al consomé con coñac, al plato de legumbres y al flan chino a la fruta.

185

También hay que destacar las recomendaciones de comer hígado de ternera al menos dos veces por semana, por aquello de que curaba la anemia. Se atacó el consumo de pan en las comidas (quizá el único alimento al alcance de todas la economías), pusieron en la picota a los pescados azules (decían que atacaba al hígado) y dijeron que estar bien alimentados era una cuestión de posición social. Si se tenía dinero había que comer jamón serrano, merluza fresca, solomillo y mariscos. Las legumbres, hortalizas, patatas y el pan de centeno eran cosas de los pobres y por tanto alimentos de segunda categoría.

La presión que las autoridades sanitarias y los comerciantes hicieron sobre la población dio resultado y el consumo de carne desplazó a cualquier otro alimento. Un niño podía dejar de comer la sopa, el plato de arroz o la sardina asada, pero si ese día se negaba a comer el suculento filete de ternera se quedaba sin paga. Podía dejar de comer la guarnición de verduras y patatas fritas, pero el filete de ninguna manera.

Y así, durante treinta años se consideró que la causa de la malnutrición estaba en la alimentación rica en hidratos de carbono y que la carne ni engordaba, ni hacia daño, y además era un alimento energético de primer orden. Recuerden si no la alimentación de los deportistas de antes y los bocatas de jamón que nos daban después de donar sangre.

Por desgracia, la población confió en el buen criterio de los médicos y se centró en ese tipo de alimentación. La carne de cerdo se puso (y aún está) en el primer lugar de ventas y las enfermedades degenerativas pasaron a ser la principal causa de incapacidad y fallecimientos. Actualmente las cosas siguen así y la gente que quiere adelgazar o comer bien sigue pensando que la solución está en el filete a la plancha.

Una de las consecuencias de esa alimentación errónea es la obesidad, la enfermedad que más molesta a la gente, aunque no sea en sí una enfermedad sino un factor de riesgo para padecer enfermedades y sobre todo una cuestión de gustos estéticos.

Unos llevan su gordura con resignación (¡qué le voy a hacer!), otros con pesadumbre (¡qué más quisiera yo que estar delgado!), algunos con soberbia (más vale 4ue sobre...) y los que más con mal humor. El sentido de lo bello es muy extraño, sujeto a modas, y a pesar de que a muchos les gustan las personas obesas los ídolos casi siempre están bien proporcionados, y si vemos por la calle una mujer bien formada la miramos con más interés que a una gorda.

Tal es el deseo de la población por permanecer delgada que las clínicas, centros y productos para adelgazar constituyen la mejor inversión para los empresarios.

Los productos bajos en calorías aumentan sus ventas, los endocrinos tienen más pacientes y la guerra al pan, la sal, las pastas y las calorías es ya una nueva manía, por supuesto apoyada como antaño por las autoridades sanitarias.

Pero algo debe fallar cuando el 65 por 100 de la población tiene exceso de peso. Algún tonto dijo que el problema de la obesidad era que consumíamos más calorías de las que podíamos quemar y, sin más, el secreto de la delgadez estaba ahí, en dejar de comer. Las consecuencias, aunque sean a largo plazo, se pagan y la persona que entonces enferme a consecuencia de esa carencia de calorías nunca culpará a su antiguo régimen para adelgazar.

Pero no es solamente la carencia de elementos nutritivos lo que provocará la enfermedad sino, lo más importante, la carencia de calorías. Sin calorías no hay vida y cuando no suministramos las necesarias el cuerpo se autodigiere en su totalidad, no solamente en la grasa superflua como la publicidad dice. La falta de calorías no mejorará la salud aunque la persona adelgace, sino que la empeorará tarde o temprano.

Los tratamientos adelgazantes

Es cierto que una persona sometida a un régimen drástico en calorías adelgaza y que se pretende suplir la carencia de nutrientes por concentrados en vitaminas y minerales, pero no basta.

El cuerpo humano necesita volumen de comida para realizar sus funciones, no solamente sustancias aisladas o concentradas. Los numerosos experimentos que se han hecho por mantener a la gente con vida a base de concentrados nutritivos siempre han fracasado. Tiene que haber muchos más nutrientes o catalizadores necesarios de los que se conocen y que son imprescindibles para la vida.

El problema de la obesidad es bien sencillo y conocido: mala alimentación y poco ejercicio. Pero culpar de ello a las calorías es un tremendo error, ya que hay calorías y calorías. No es lo mismo unas calorías procedentes de las patatas o los cereales que otras procedentes de la carne de cerdo. Mientras las primeras son de rápida combustión y no dejan apenas productos catabólicos ni residuos, las otras son de combustión lenta, incompleta y difícil.

Además, los productos residuales que generan las grasas animales son altamente perjudiciales para la salud. Por ello, las gorduras generadas a base de comer durante años los productos de la matanza del cerdo son bastante más difíciles de quitar que aquellas que son consecuencia de comer demasiados dulces.

El asunto, pues, debe quedar claro: no se debe hablar indiscriminadamente de calorías y para bajar de peso no se deben bajar sin más las calorías necesarias, ya que esto conduce a muchas enfermedades posteriores.

El resto de las tonterías que se dicen para bajar de peso, como es suprimir la sal, no beber agua, hacer gimnasia extenuante, tomar saunas, tomar diuréticos o anorexígenos, así como beber batidos de proteínas, en sustitución de las comidas, es solamente el producto de una falta de cultura alimentaria.

Las soluciones

- La obesidad se debe perder poco a poco, quizá dos kilos por mes y sin grandes traumas en nuestra forma de vivir. Para lograr esto bastará con cambiar poco a poco nuestras costumbres alimentarias.
- Habrá que beber suficiente agua al día.
- No tomar cerveza o refrescos.
- Desayunar leche descremada con achicoria, quizá con algo de muesli, y alternarlo con zumo de limón o pomelo.
- Suprimir totalmente la carne de cerdo y derivados.
- No mezclar hidratos de carbono con grasas en la misma comida.
- Se pueden tomar pescados y carne de pollo sin la piel.
- También todas las verduras, salvo los derivados del repollo.
- Hay que realizar ejercicio moderado, sin cansarse, tres días a la semana.

- Un día a la semana se hará un ayuno a base de cerezas o piña solamente.
- Se pueden tomar algunas hierbas adecuadas como son la malva, ortosifón, bardana y barbas de maíz. De entre las algas, las más eficaces son la spirulina, el fucus y las laminarias. Lo importante es tomarlas una hora antes de las comidas. El té Sinnesis es también bastante efectivo.
- La carencia de minerales como el potasio, calcio, magnesio, cromo y yodo también provoca obesidades y la mezcla de cinc-níquel-cobalto reduce el apetito desmesurado.

De cualquier manera, la báscula no es el mejor indicativo de la obesidad, ya que de hacerlo así consideraríamos gordos a los culturistas y delgados a los corredores de maratón. Si su cuerpo está proporcionado, se siente ágil y su barriga no es exagerada, olvídese de la báscula y de adelgazar.

DICCIONARIO DE TÉRMINOS MÉDICOS

Abductores: Músculos que alejan un miembro del eje del cuerpo.

Adenosín difosfato: Sustancia química que resulta de la degradación de adenosín trifosfato. En la degradación de ATP se libera una gran cantidad de energía para el trabajo de contracción.

Adenosín trifosfato: Sustancia química del músculo que se degrada, liberando la energía requerida para realizar el trabajo de contracción muscular.

Agonistas: Músculos flexores o generadores que ejecutan movimientos, tales como doblar la pierna en la articulación de la rodilla, en contraste con los antagonistas o extensores que ejecutan el movimiento opuesto.

Antagonistas: Músculos extensores que ejecutan movimientos opuestos a los músculos agonistas o generadores (flexores); por ejemplo, los músculos antagonistas estiran la rodilla flexionada.

Aponeurosis: Tendón expandido que fija un músculo plano en el hueso.

Bíceps (bíceps braquial): Masa muscular prominente en el aspecto frontal superior de cada brazo; funciona principalmente para doblar la articulación del codo y voltear la palma de la mano hacia arriba.

Conductividad: Capacidad para transmitir impulsos eléctricos, tanto las fibras nerviosas como las musculares son conductoras.

Contractilidad: Capacidad de acortarse, contraerse o engrosarse como resultado de un estímulo.

Cuerpo muscular: Porción principal o cuerpo de un músculo.

Depresores: Músculos que doblan una parte del cuerpo.

Dorsiflexores: Músculos que rotan el pie hacia arriba.

Elevadores: Músculos que elevan alguna parte del cuerpo.

Endomisio: Delicado tejido conectivo que rodea el sarcolema (membrana polarizada eléctricamente que rodea las fibras musculares).

Epimisio: Tejido conectivo burdo que rodea los haces de fibras musculares incluidas en una vaina de perimisio.

Extensibilidad: Capacidad de alargarse o extenderse en longitud.

Extensores: Músculos que estiran un miembro en una articulación.

Fascia: Tejido conectivo areolar que rodea todo un músculo.

Fascículo: Haz muscular único compuesto de fibras musculares.

Flexor cubital del carpo: Poderoso músculo extensor de la muñeca; funciona junto con otros músculos para doblar la mano hacia atrás.

Flexores: Músculos que doblan un miembro para disminuir el ángulo de la articulación.

Flexores plantares: Músculos que voltean el pie hacia abajo.

Glucógeno: Carbohidratos almacenados en los músculos y el hígado. Se degrada en glucosa y algunas veces se denomina almidón animal o muscular.

Inserción muscular: Punto distal de inserción muscular; punto alejado del eje esquelético.

Irritabilidad: Capacidad para reaccionar a un estímulo; por ejemplo, si un estímulo eléctrico es aplicado al músculo, éste se contrae.

Línea blanca: Línea blanca que marca la unión de la aponeurosis del músculo oblicuo externo de un lado del cuerpo con el lado opuesto.

Miofibrillas: Filamentos protoplásmicos finos que constituyen una sola fibra muscular.

Músculo braquiorradical: Músculo prominente del brazo; ayuda al bíceps para doblar la articulación del codo.

Músculo buccinador: Músculo principal de la mejilla; coloca el alimento entre los dientes durante la masticación y ayuda a expulsar el aire de la boca como cuando se silba.

Músculo cardiaco: Músculo que integra el corazón; posee características de músculo esquelético y liso; por ejemplo, es estriado pero voluntario.

Músculo cuadriceps femoral: Músculo que conforma la parte frontal del muslo; consta de cuatro músculos y constituye un poderoso grupo extensor que funciona en la articulación de la rodilla en acciones tales como caminar y patear.

Músculo deltoides: Músculo que cubre el hombro en forma de una capa triangular corta; funciona principalmente para elevar el brazo a nivel del hombro. Su posición posterior coopera también con otros músculos para llevar el brazo hacia atrás y rotarlo hacia afuera.

Músculo dorsal ancho (latísimo): Amplia capa muscular que cubre la capa dorsal inferior y rota el brazo llevándolo hacia abajo y hacia atrás.

Músculo esternocleidomastoideo: El músculo más sobresaliente del cuello; funciona rotando la cabeza hacia el lado opuesto y la dobla hacia el hombro; ambos músculos esternocleidomastoideo funcionando al mismo tiempo flexionan la cabeza hacia arriba y hacia abajo.

Músculo estriado: Músculo esquelético o voluntario; presenta estrías o bandas alternas blancas y oscuras; contrasta con el músculo liso (no estriado) que se encuentra en las vísceras.

Músculo extensor radial del carpo: Poderoso músculo extensor de la muñeca que, junto con otros músculos, dobla la mano hacia atrás.

Músculo gastrocnemio: Músculo de la pierna que flexiona la rodilla y efectúa la flexión plantar del pie en el tobillo. Estas acciones proporcionan la fuerza propulsiva para caminar, saltar y correr.

Músculo grácil: Músculo delgado que se localiza en el lado medial del muslo; flexiona la pierna y la rótula.

Músculo involuntario: Músculo liso, tal como se encuentra en las vísceras; no está bajo el control de la voluntad, sino que funciona automáticamente.

Músculo liso: Músculo de las vísceras que funciona automáticamente; contrasta con el músculo estriado o esquelético voluntario; el músculo involuntario o liso no presenta estrías como las que se encuentran en el músculo cardíaco y en el esquelético.

Músculo masetero: Poderoso músculo de la masticación. Con la ayuda del temporal y el pterigoideo cierra la boca con fuerza considerable.

Músculo pectoral mayor: Músculo principal del tórax. Un aductor que funciona atrayendo el brazo extendido a un lado del cuerpo.

Músculo recto del abdomen: Músculos en forma de bandas que corren verticalmente a cada lado de la línea media de la pared abdominal; la contracción de los músculos sirve para flexionar la columna como al agacharse o elevar el tronco desde una posición supina.

Músculo sartorio: Músculo del muslo que ayuda a la aducción del muslo y en la rotación de éste; el músculo más largo del cuerpo.

Músculo serrato anterior: Músculo que se origina en las nueve costillas superiores mediante haces de fibras en forma de dedos (digitaciones) y se inserta en la escápula; funciona en movimientos de empujar y golpear.

Músculo sóleo: Músculo de la pierna que funciona en la flexión plantar del pie.

Músculo temporal: Músculo que cubre un lado del cráneo en la región temporal; ayuda al músculo masetero a cerrar la boca.

Músculo transverso del abdomen: De los músculos abdominales, el más profundamente situado: se llama así porque sus fibras están dispuestas transversalmente; apoya las vísceras y da firmeza a la pared abdominal.

Músculo trapecio: Músculo triangular largo que cubre la mitad superior de la espalda; funciona para fijar la escápula, de modo que mantiene firme el hombro mientras el brazo está en movimiento.

Músculo tríceps: Músculo largo ubicado en la cara posterior del antebrazo; endereza o extiende la articulación del codo.

Músculo voluntario: Músculo esquelético o estriado que está bajo control de la voluntad; contrasta con el músculo liso o involuntario que se encuentra en las vísceras.

Músculos glúteos: Músculos que forman las nalgas (prominencia localizada en la parte posterior del cuerpo); consta de tres capas musculares: glúteo máximo, glúteo mínimo y glúteo medio. Ayudan a llevar el muslo hacia atrás y a elevar el tronco desde la posición de agachado.

Músculos orbiculares del ojo: Fibras musculares únicas que corren circularmente en torno a la abertura de la cuenca del ojo y funcionan cerrando los párpados.

Músculos orbiculares de la boca: Fibras musculares únicas que recorren el entorno del orificio bucal y accionan cerrando los labios, frunciéndolos y presionándolos contra los dientes.

Músculos peroneales: Músculos localizados en el lado exterior de la pierna; funcionan volteando el pie hacia arriba (eversión).

Músculos pterigoideos: Músculos que permiten el movimiento lateral de machacamiento de los dientes (de lado a lado); también ayudan a los músculos masetero y temporal a cerrar la boca.

Músculos tendinosos: Músculos que constituyen la parte posterior del muslo; constan de tres músculos colocados superficialmente.

Origen muscular: Punto proximal de inserción muscular, el punto de inserción más cercano al eje esquelético.

Perimisio: Vaina que circunda los haces de fibras musculares (fascículos).

Placa terminal motora: Tejido muscular especializado que se encuentra en la unión mioneural (sitio donde un nervio se une al músculo).

Principio de todo o nada: Un estímulo tiene que ser superior a cierto valor (umbral) con el objeto de producir una respuesta. Si el estímulo es inferior a esta intensidad, no hay respuesta mecánica; si es superior al umbral, la unidad responde plenamente, no importa cuál sea la intensidad real del estímulo.

Sarcolema: Membrana polarizada eléctricamente que recubre a las fibras musculares.

Septo muscular: Paredes divisorias o separaciones dentro de los músculos, que están formadas por el perimisio.

Sincisio: Masa multinucleada de protoplasma producida por fusión de células (como en el músculo cardíaco).

Sinergistas: Músculos que ayudan a los agonistas o generadores para producir un movimiento deseado: también pueden mantener firme una parte del cuerpo (como la muñeca) para permitir a los generadores producir un movimiento más efectivo.

Supinadores: Músculos que rotan el antebrazo de modo que la palma de la mano quede hacia arriba.

Tendones: Fuertes cordones blancos de tejido conectivo que fijan el músculo al hueso.

Umbral: La magnitud que un estímulo requiere para iniciar una respuesta en un efector (músculo o glándula) o un receptor (órgano sensorial).

Unidad motora: Unidad básica de contracción muscular; consta de un grupo de fibras musculares inervadas por las ramas terminales de un solo axón motor (nervio).

Unión mioneural: Punto en el que el nervio se une a un músculo, y en el que las fibras nerviosas se separan y terminan entre las fibras musculares.

TEST DE CONOCIMIENTOS

Una vez que has completado la lectura de este libro seguramente estarás ya en disposición de responder a una serie de preguntas.

Éste es el cuestionario básico:

Preguntas

1. ¿Qué tipo de músculo es estriado pero no está bajo el control voluntario?
2. ¿Cuál es la molécula de alto contenido energético que proporciona la energía necesaria para la contracción muscular?
3. ¿Qué sustancia se considera depósito y fuente de energía muscular'?
4. ¿Qué ocurre cuando se contrae un vaso sanguíneo?
5. Separar un miembro ¿es un movimiento de abducción?
6. ¿Como se llama el acto de doblar una articulación?
7. ¿Qué músculo es el que nos permite silbar?
8. ¿Qué músculo es el que inclina la cabeza hacia el tórax?
9. ¿Qué músculo es el que mantiene firme el hombro cuando movemos un brazo?
10. ¿Qué músculos están involucrados en el acto de nadar?

11. ¿Qué músculo eleva el brazo a nivel del hombro?
12. ¿Dónde están situados los músculos flexores de la muñeca?
13. ¿Qué músculo es el que nos permite doblar el cuerpo hacia un lado?
14. ¿Cuáles son los músculos que nos permiten andar?
15. ¿Cómo se denominan los músculos que forman las nalgas?

Respuestas

1. El músculo cardíaco. Es el único músculo estriado que no está bajo control consciente, aunque ello es quizá posible después de un buen entrenamiento mental y de concentración.
2. El adenosintrifosfato (ATP). La energía proviene de los impulsos nerviosos que desencadenan la degradación explosiva de una molécula de ácido fosfórico a partir de moléculas de ATP. Estas cadenas fosfatadas contienen enormes cantidades de energía.
3. El glucógeno, el cual en su descomposición en la cadena de glucosa permite la recomposición del ADP en ATP.
4. Se reduce la longitud y la circunferencia de la estructura hueca.
5. Sí, los músculos abductores alejan un miembro del eje central del cuerpo, mientras que los aductores lo aproximan.

6. Se denomina flexión, mientras que extensión consiste en enderezar un miembro mediante una articulación.
7. El buccinador, el cual coloca también los alimentos entre los dientes durante la masticación, siendo el músculo principal de la mejilla.
8. Son los esternocleidomastoideos que actúan juntos para inclinar la cabeza hacia el tórax y rotan la cabeza.
9. El trapecio y el serrato anterior. Rotan la escápula y elevan el brazo por encima de la cabeza.
10. El dorsal ancho, una amplia lámina muscular que lleva el brazo hacia abajo y hacia arriba. También facilita el remar.
11. El deltoides, el cual también sirve para llevar el brazo al frente y rotarlo hacia dentro. Trabaja en unión a otros músculos para llevar el brazo hacia atrás y rotarlo.
12. En la zona vertral del brazo, mientras que los extensores lo están en la zona dorsal. Ambos poseen una capa superficial y otra profunda.
13. El músculo oblicuo. Si ponemos en función ambos oblicuos simultáneamente el cuerpo se inclina hacia delante.
14. El conjunto de músculos del cuadriceps, los cuales permiten extender la rodilla y con ello podemos patear y andar.
15. Se denominan glúteos y están divididos en mediano, mínimo y máximo.

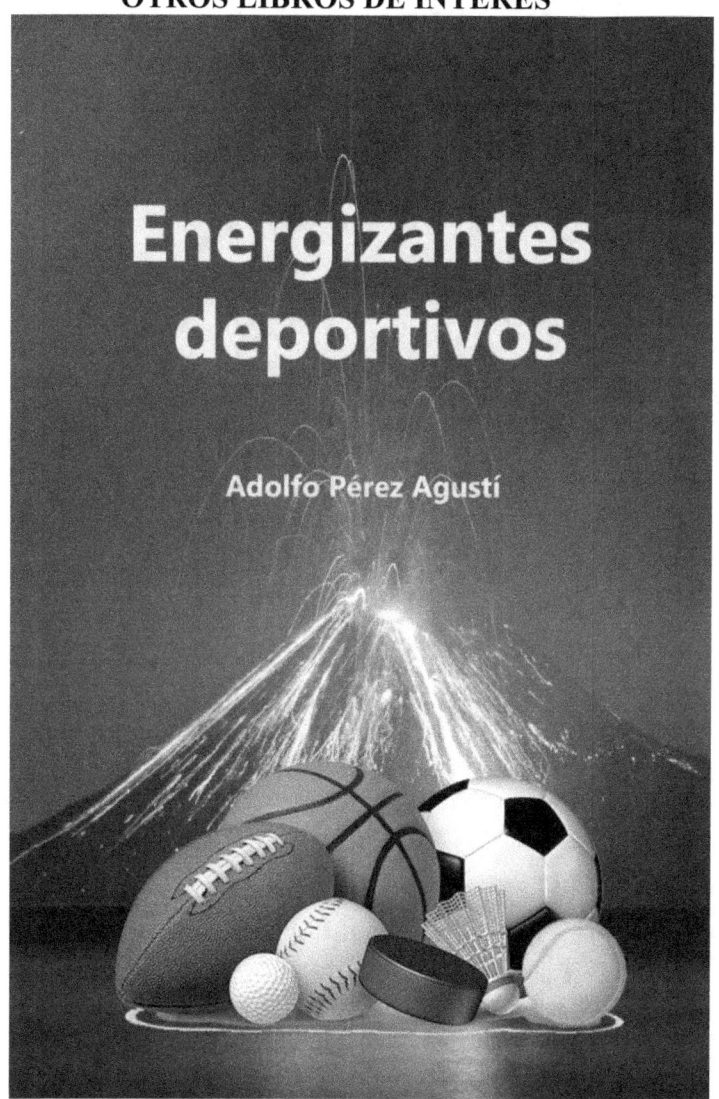

Energizantes
deportivos

Adolfo Pérez Agustí

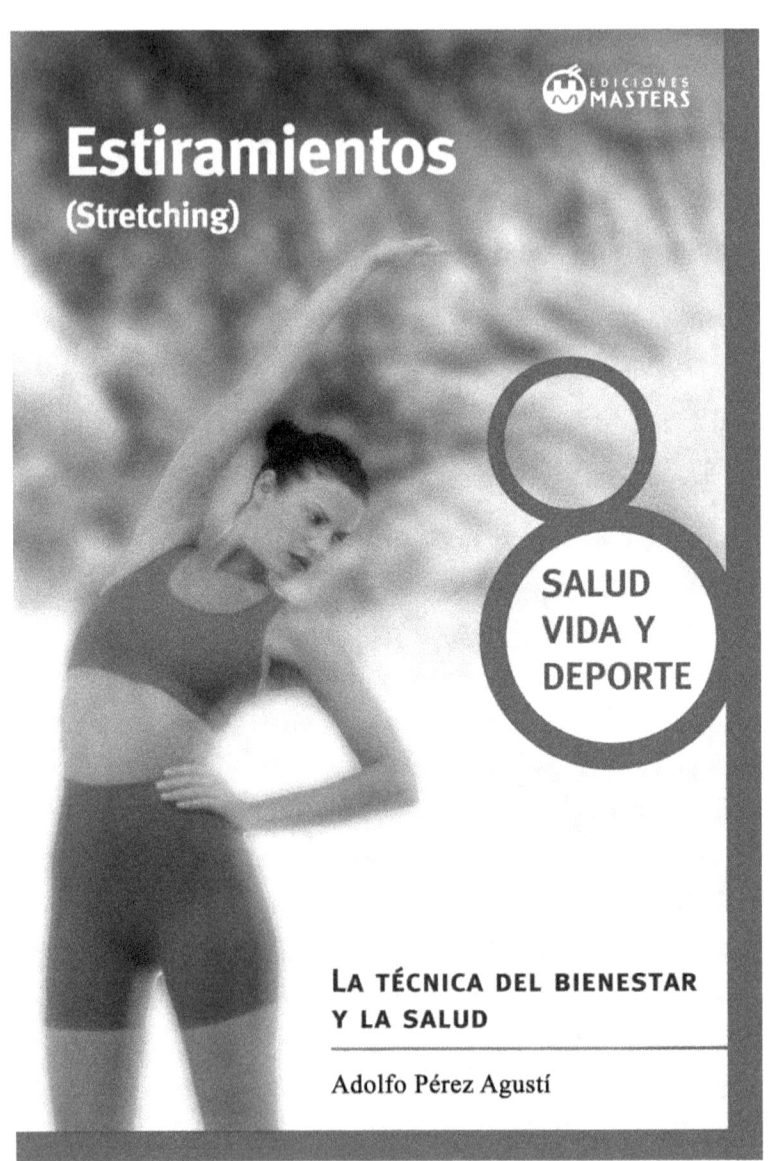

Estiramientos
(Stretching)

EDICIONES MASTERS

8

SALUD VIDA Y DEPORTE

LA TÉCNICA DEL BIENESTAR Y LA SALUD

Adolfo Pérez Agustí

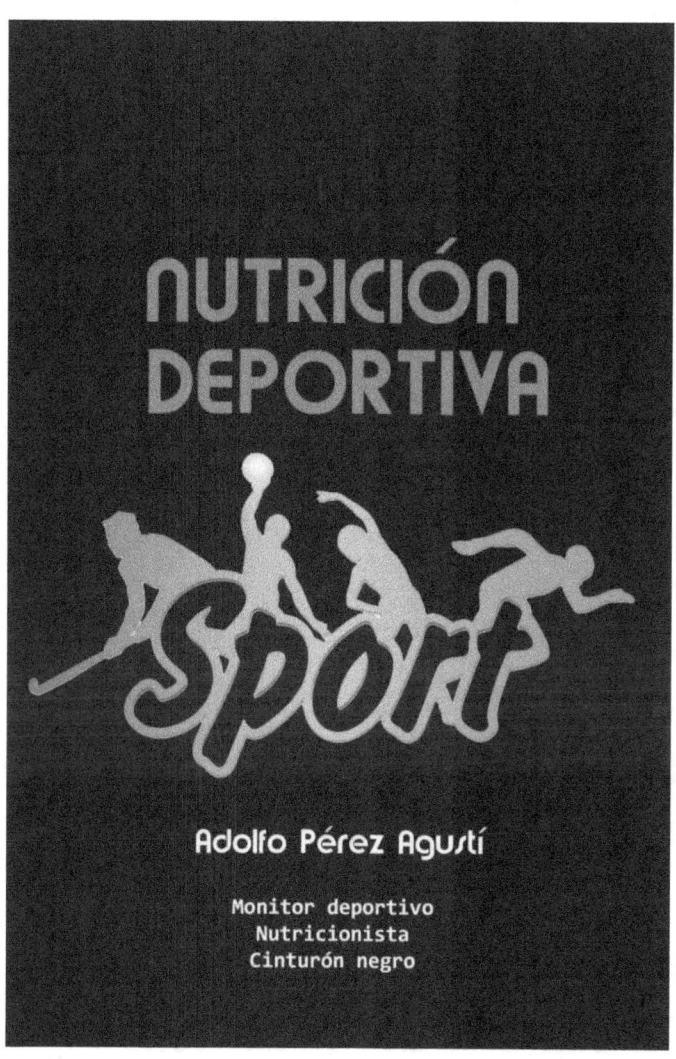

NUTRICIÓN DEPORTIVA

Adolfo Pérez Agustí

Monitor deportivo
Nutricionista
Cinturón negro

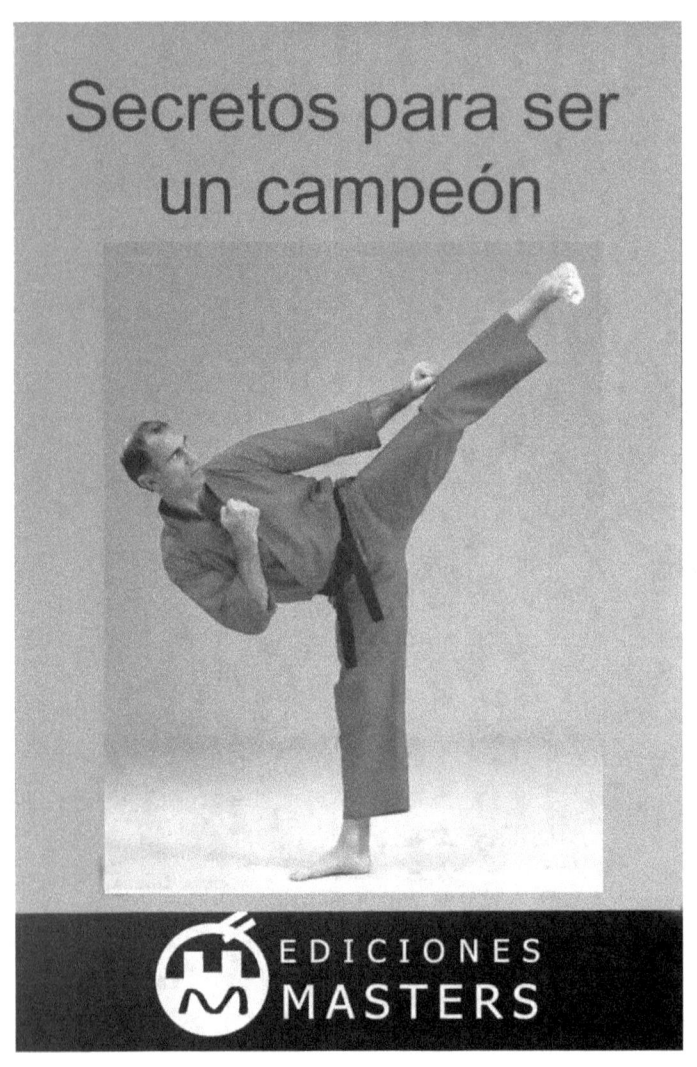

Secretos para ser un campeón

EDICIONES MASTERS